Herlinde Steinbach

Gesundheitsförderung

in der Pflege

Herlinde Steinbach

Gesundheitsförderung
in der Pflege

facultas

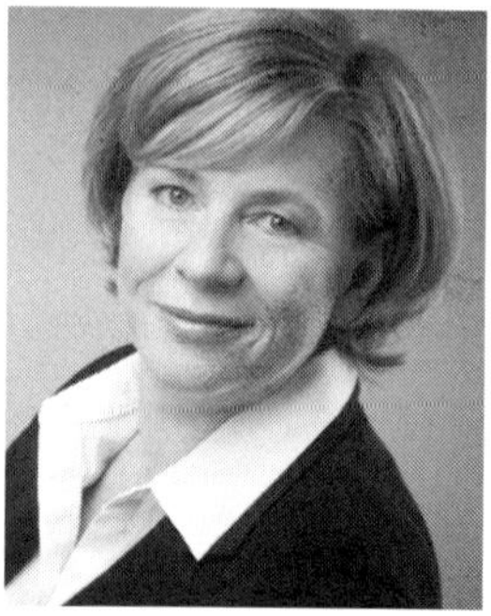

Herlinde Steinbach
DGKP, akademische Lehrerin für Gesundheits- und Krankenpflege am Wilhelminenspital in Wien. Studium der Pflegewissenschaft und Pflegepädagogik, freiberufliche Vortragstätigkeit. Mitarbeit im Netzwerk Gesunde Schulen.

Männliche und weibliche Bezeichnungen gelten selbstverständlich auch für das jeweils andere Geschlecht.

Bibliografische Information der Deutschen Nationalbibliothek
Die Deutsche Nationalbibliothek verzeichnet diese Publikation in der Deutschen Nationalbibliografie; detaillierte bibliografische Daten sind im Internet über http://dnb.dnb.de abrufbar.

1. Auflage 2018

facultas Universitätsverlag, 1050 Wien, Österreich
Umschlagbild: © Lindrik, istockphoto.com
Satz: Wandl Multimedia-Agentur
Bearbeitung der Grafiken S. 23, 31, 45, 74, 75, 93, 98, 99: Florian Spielauer, Wien
Druck: finidr
Printed in the E. U.
ISBN 978-3-7089-1598-2
epub: ISBN 978-3-97030-681-9

Inhalt

Vorbemerkung

Gesundheitsförderung als Konzept ist in letzter Zeit immer stärker in das Bewusstsein vorgedrungen. Als solches hat sie zunächst die Theorielandschaft verändert und bewegt nunmehr die Praxis – nicht nur die Theorie und Praxis der Expertenwelt, sondern auch und gerade die Alltagswelt der Laien. Eine durchaus gewollte Entwicklung, denn Gesundheitsförderung richtet sich ganz bewusst an alle: die Angehörigen der Gesundheitsberufe (in ihrem beruflichen Umfeld) ebenso wie Menschen in ihrem Alltag.

Dieses Buch möchte die Verbindung zwischen Experten und Laien stärken, indem es das Thema leicht fasslich aufbereitet. Es richtet sich an Gesundheitsberufe und soll ihnen gesundheitsförderliche Ansätze bewusst machen – sowohl zur Weitergabe an Patientinnen und Patienten bzw. Klientinnen und Klienten als auch für den täglichen Berufsalltag.

Die Zielsetzung der WHO lautet, dass Gesundheitsförderung in die Köpfe der Menschen Einzug halten soll. Genau dazu soll dieses Buch dienen. Das darüber hinausweisende Ziel ist letztlich Gesundheit für alle.

Natürlich finden theoretische Konzepte Erwähnung, allerdings nur als Grundlage. Die Anwendbarkeit und Anwendung in den jeweils konkreten lebensweltlichen Umständen – beruflich oder im Alltag – steht im Fokus. Daher wurden vor allem jene Themen und Aspekte herausgegriffen bzw. betont, die nach Ansicht der Autorin Bezug zu diesen Lebenswelten haben und ohne großen Aufwand umsetzbar bzw. lebbar sind. Dieser Wunsch wird durch konkrete Tipps unterstrichen, die es den Handelnden erleichtern sollen, einen gesundheitsförderlichen Weg zu beschreiten.

1 Warum Gesundheitsförderung?

Jeder Mensch möchte „gesund sein", sich wohlfühlen. Gesundheitsförderung versucht, aktiv Schritte zu setzen, um die Gesundheit im Menschen zu stärken.

Doch wenn „Gesundheit" ohnehin ein grundlegendes Bedürfnis der Menschen ist, warum ist dann „Gesundheitsförderung" überhaupt notwendig?

Gesundheit – der herausgeforderte Mensch

Im Laufe eines Lebens fordern verschiedenste Umstände den Menschen gesundheitlich heraus: Ausbildung, Erwerbsleben, Wohnsituation, aber auch die soziale Lage, die Konsumwelt oder Freizeitangebote. Dazu kommen Umstände auf höherer Ebene, die Gesundheit und Wohlbefinden beeinflussen: etwa das jedem Menschen innewohnende Sicherheitsbedürfnis, die steigende Lebenserwartung, das Verhältnis der Generationen zueinander, die Umwelt, die Globalisierung und Ähnliches.

Viele Menschen haben für sich erkannt, dass Gesundheit nicht nur einen körperlichen Aspekt hat, sondern den ganzen Menschen betrifft und daher auch das Geistige, Psychische, das Seelische und das Soziale umfasst. Auch die Politik hat diesen Umstand inzwischen erkannt. Diese „Allumfasstheit" der Gesundheit erklärt, warum mit diesen Herausforderungen auch umfassend umgegangen werden sollte – und zwar nicht nur, indem Beschwerden behandelt werden, sondern auch, indem mögliche Nachteile vorweggenommen werden (Vermeidung und Prävention).

Die Lebenswelt

Die Lebenswelt jedes Menschen ist anders. Die Einflüsse, denen jeder einzelne Mensch ausgesetzt ist, sind so vielfältig und unterschiedlich, dass es ganz wesentlich ist, den Einzelnen in seiner jeweils besonderen Lebenssituation zu betrachten und ernst zu nehmen. Das bedeutet für den Gesundheitssektor: Zu Maßnahmen, die sich am Bevölkerungsdurchschnitt oder bestimmten Erwartungen und letztlich mathematischen Wahrscheinlichkeiten orientieren (wie etwa zahlreiche Präventionsmaßnahmen), müssen auch sinnvolle ergänzende bzw. alternative Möglichkeiten und Konzepte hinzutreten, die an der ganz besonderen Lebenspraxis des Einzelnen orientiert sind und zum Ziel haben, dass dieser Einzelne sein Leben (und seine Gesundheit) aktiv gestalten kann.

Der Blick nach vorne – die Zukunft

Wir leben immer mit Blick auf die Zukunft. Es macht für die Menschen daher einen spürbaren Unterschied, ob diese Zukunft von Vermeidung und Verhinderung geprägt ist oder von Aktivität, Selbstbestimmtheit und direktem Einfluss auf die Gestaltung der individuellen Lebenslage. Gesundheitsförderung versucht, u. a. durch Empowerment (Selbstermächtigung, siehe Kap. 3.2.3), die aktive, selbstbestimmte und gestaltende Seite in den Fokus zu rücken.

Das Selbstverständnis der Pflege

Die Berufsbilder im Gesundheitswesen haben sich ausdifferenziert und gerade im Bereich der Pflege hat sich das Selbstverständnis gewandelt – weg vom naturwissenschaftlichen und pathogenetischen Ansatz, dem vorwiegend reparierenden Zugang und einem Defizitdenken mit Krankheit im Fokus hin zum salutogenetischen Ansatz, der die Gesundheit in den Mittelpunkt stellt. Dies zeigt sich auch in gesetzlichen Bestimmungen: aus der „Diplomkrankenschwester" ist (im § 11 des Gesundheits- und Krankenpflegegesetzes) der/die „Diplomierte Gesundheits- und KrankenpflegerIn" geworden. Alles in allem hat eine Verschiebung vom Begriff der „Krankheit" hin zur „Gesundheit" stattgefunden. Damit haben sich auch die mit dem Berufsbild verbundenen Aufgaben geändert: die Maßnahmen zur Gesundheitsförderung fanden ausdrücklich Aufnahme in dieses Gesetz, weil die Bedeutung dieses Themas erkannt wurde.

BGBl. I Nr. 108/1997, zuletzt geändert durch BGBl. I Nr. 75/2016:
§ 11. (1) Personen, die nach den Bestimmungen dieses Bundesgesetzes zur Ausübung des gehobenen Dienstes für Gesundheits- und Krankenpflege berechtigt sind (§ 27), sind berechtigt, die Berufsbezeichnung „Diplomierter Gesundheits- und Krankenpfleger"/„Diplomierte Gesundheits- und Krankenpflegerin" zu führen.

2 Was ist Gesundheit?

In der Vergangenheit wurden zahlreiche Versuche unternommen, „Gesundheit" zu definieren. Jeder Begriff hat seine Geschichte, jede Definition verrät etwas über ihre Perspektive und ihren Zweck und setzt andere Schwerpunkte. Die Auseinandersetzung mit Vergangenem hilft, das Verständnis zu verbessern, den Blick für das Heute zu schärfen und offene Fragen für die Zukunft zu erkennen.

2.1 Gesundheit im Lauf der Geschichte

Funde aus **Ägypten** und dem Zweistromland belegen es: Bereits in frühen Zivilisationen finden sich verschiedene Zeugnisse für die Betrachtung von **Krankheiten als Symptomkomplexe** und für Vorläufer von Diagnose, Prognose und Therapie. Verletzungen äußerer Art wurden von inneren Krankheiten unterschieden. Häufig wurden menschliche Sünden als Ursache für Krankheiten angesehen. Ein einheitliches Begriffsverständnis von Gesundheit und Krankheit gab es nicht.

Im alten **Indien** – und ähnlich in **China** – war Gesundheit die höchste Quelle von Wohlstand, Freude und Erlösung. Krankheit zerstörte nicht nur Gesundheit, sondern auch **das gute Leben** und letztlich das Leben selbst. Die indische Ayurveda kennt ein umfassendes Diagnose- und Behandlungssystem: Krankheiten des Körpers sollten durch eine Änderung der Essgewohnheiten, durch Salben oder Kräuter, aber auch durch spirituelle Handlungen geheilt werden. Krankheiten des Geistes wurden durch religiöse Handlungen, aber auch philosophische Haltung und Aktivitäten wie z. B. Konzentrationsübungen behandelt.

Im **antiken Griechenland** galt Gesundheit als eines der höchsten Ziele und war eng mit Schönheit verknüpft. **Krankheit** war somit die **Störung von Gesundheit und Schönheit**. Die Wege von Medizin und Philosophie trennten sich erstmals, und es entwickelte sich eine Wissenschaft der Medizin: Hippokrates, der versuchte, Krankheiten systematisch zu verstehen, gilt als Begründer der abendländischen Medizin. Medizin bestand aber nicht nur in der Heilung von Krankheiten, sondern auch in der Bewahrung von Gesundheit: Nach Platon ist Medizin **Gesundheitslehre**. Ihm zufolge gibt es keine vollständige Gesundheit, sondern der Mensch befindet sich ständig in einem Schwebezustand zwischen Gesundheit und Krankheit. Ein erster Gesundheitsförderungsansatz – allerdings noch mit starkem Präventionsbezug – findet sich in seinem Grundsatz der Mäßigung.

Vom frühen **Christentum** bis ins hohe Mittelalter wurden Krankheiten auch als **Bestrafung für Sünden** betrachtet; durch sie konnte aber auch Erlösung erlangt werden. Leiden wurde dadurch zur Tugend. Das christliche Mittelalter war unter dem Schlagwort „Barmherzigkeit" aber auch Ausgangspunkt für die Entwicklung der Hospitale.

Im Laufe der Jahrhunderte beeinflussten vielfältige naturwissenschaftliche und technische Erkenntnisse, die auch durch gesellschaftliche Entwicklungen begünstigt waren, die Einstellung zur Gesundheit und die Entwicklung der Medizin: Die **Klassifizierung von Krankheiten** auf Basis klinischer Symptome ermöglichte ein einfaches und systematisches Vorgehen, indem nach Diagnosestellung anhand von aufgelisteten Symptomen eine ebenfalls gelistete Medizin verschrieben wurde. Im späten 18. Jahrhundert entwickelten sich die Krankenkassen und damit erste Ansätze zur Finanzierung des Gesundheitswesens. In Österreich ist vor allem Kaiser Joseph II. (1741–1790) zu nennen, der Spitäler, Blinden- und Invalidenhäuser sowie Anstalten für psychisch Kranke errichten ließ.

Technische Entwicklungen wie die Erfindung des Stethoskops und wissenschaftliche Meilensteine wie die Nutzung von Statistiken brachten ebenfalls neue Aspekte in die Medizin ein. Ärzte entwickelten sich zu einer eigenen Berufsgruppe und waren gemeinsam mit der Krankenpflege

Teil eines Versorgungssystems rund um das zentrale Element Krankenhaus. Dieses war auch die Grundlage für die Etablierung der Krankenpflege bzw. **Pflegeberufe als eigene Berufsgruppe**. Florence Nightingale gründete im Jahr 1860 eine Schule, an der theoretisches Wissen von Medizinern vorgetragen wurde, im praxisorientierten Bereich jedoch erfahrene Pflegepersonen lehrten.

Gegen Ende des 19. Jahrhunderts konnte durch rasanten Wissenszuwachs im Bereich der Immunologie und der Infektionslehre die Impfung entwickelt werden, wodurch viele Infektionskrankheiten unter Kontrolle gebracht werden konnten; ein herausragendes Beispiel für den vorbeugenden Charakter medizinischer Maßnahmen. Ein weiterer Meilenstein war die Entdeckung der Antibiotika, die eine wirksame Bekämpfung bakterieller Infektionen ermöglichten.

Heute geht es nicht mehr nur darum, **Krankheiten zu heilen**, sondern auch darum, ihnen **vorzubeugen**. In jüngster Zeit versucht man immer mehr, Gesundheit zu unterstützen und zu fördern, bevor Krankheit überhaupt entsteht (vgl. Steinbach, S.17ff, 2015).

2.2 Definitionen und Perspektiven

Wenn wir Gesundheitsförderung betreiben wollen, ist es hilfreich zu wissen, was unter „Gesundheit“ und „Krankheit“ verstanden werden kann und wo die Grenze zwischen Gesundheit und Krankheit zu ziehen ist.

Eine einheitliche Definition des Begriffs Gesundheit gibt es nicht. Typisch ist, dass sie vielfach als „Nicht-Kranksein“ gesehen wird, also über Krankheit definiert wird. Gesundheit als Nicht-Kranksein ist also etwas, das nicht wahrgenommen wird – Kranksein wird wahrgenommen und erfordert Aktion, Gesundsein nicht.

Gesundheit ist mittlerweile ein Begriff in vielen Disziplinen, von der Psychologie über die Soziologie bis zu Biologie, Gesundheitswissenschaften und anderen mehr. Am engsten mit dem Begriff verbunden ist aber wohl die Medizin.

Wie schon beschrieben, hat **Gesundheit** zumindest eine körperliche, eine geistige, eine seelische, eine emotionale und eine gesellschaftliche Dimension. Sie ist somit ein **mehrdimensionaler Begriff**. Der Einbezug dieser unterschiedlichen Bezüge macht sie zu einem ganzheitlichen Konzept.

2.2.1 Wissenschaftliche Definitionen

Tab. 1: Wissenschaftliche Definitionen von Gesundheit

Perspektive	Gesundheit ist ...
Philosophie	Voraussetzung für die Entfaltung des persönlichen Potenzials eines jeden Einzelnen; ermöglicht es den Menschen, all das zu werden, wozu sie fähig sind
Religion	ein Geschenk oder eine Gabe; wird verbunden mit der Einhaltung der religiösen Norm- und Wertvorstellungen
Medizin	Abwesenheit von Krankheit; aus naturwissenschaftlicher Sicht basiert dies auf den grundlegenden Annahmen, dass jede Erkrankung eine spezifische Ursache hat, durch eine Grundschädigung definiert ist, definierte Symptome hat, deswegen von den entsprechenden Experten diagnostiziert werden kann und dass jede Erkrankung einen spezifischen Verlauf hat, für den es jeweils spezifische Therapie gibt
Pädagogik	ein Prozess, der über die Dauer des menschlichen Lebens hinweg verschiedenste Veränderungen und Wandlungen durchläuft und damit auch als Lernprozess verstanden werden kann („lebenslanges Lernen" – auch in Bezug auf Gesundheit)
Soziologie	nicht wie Krankheit Auslöser dafür, dass die sozialen Rollen nicht mehr erfüllt werden können und Betroffene daraufhin von außen als „krank" betrachtet werden

Fortsetzung Tab. 1: Wissenschaftliche Definitionen von Gesundheit

	auch hier: Gesundheit als Abwesenheit von Krankheit; als Potenzial und als Fähigkeit, sich gesund zu erhalten; als Gleichgewichtszustand, als unmittelbar erfahrenes persönliches Wohlbefinden Gesundheit und Krankheit als Kommunikationsprozess: Wenn Krankheit die gestörte Beziehung zur Umwelt ist, könnte Gesundheit die geglückte Beziehung, die gelungene Kommunikation mit der Umwelt sein.
Psychologie	einer von drei hypothetischen Gesundheitstypen: • die Gruppe der „normal Gesunden" (diese Menschen geben an, bisher nicht krank gewesen zu sein und nicht viel zu unternehmen, um gesund zu bleiben) • die Gruppe der „präventiv Gesunden" (diese Personen sind aktiv für ihre Gesundheit, vermeiden Risikofaktoren und setzen zielgerichtete Maßnahmen für eine Stabilisierung des Organismus) • die Gruppe der „Gesunden nach Lebenskrisen" (diese Menschen konnten ihrem Leben einen neuen Sinn verleihen und haben ihre Gesundheit wiederhergestellt bzw. sind gar nicht erst krank geworden)
WHO	ein Zustand vollkommenen körperlichen, geistigen und sozialen Wohlbefindens und nicht allein das Fehlen von Krankheit und Gebrechen

Gesundheit ist nicht spürbar und gilt daher meist als selbstverständlicher Ausgangszustand. Erst ihr Verlust wird als schmerzlich empfunden. Das heißt, Gesundheit wird weithin als die Norm verstanden. Krankheit ist demgegenüber das Abnormale. Tatsache ist aber, dass eher die Gesundheit die Ausnahme ist.

Über alle Perspektiven hinweg kann man zusammenfassen: Gesundheit kann definiert werden

- als gelungene Bewältigung von inneren und äußeren Anforderungen,
- als Gleichgewicht,
- als relativer Zustand, der von objektiven und subjektiven Kriterien abhängt, und
- als Reaktion auf gesellschaftliche Gegebenheiten.

2.2.2 *Laiendefinitionen*

Nicht nur Experten, auch Laien definieren für sich Gesundheit. Gängige Laieninterpretationen sehen Gesundheit demzufolge als Gleichgewichtszustand oder als persönlich erfahrbares Wohlbefinden. Gesundheit als Zustand des Wohlbefindens bringt das Thema auf die Ebene des Individuums. Gleichzeitig entzieht sich die Definition dem naturwissenschaftlichen Zugriff und kann damit auch Experten in ihrem Selbstverständnis als Definitionsmacht erschüttern.

Des Weiteren ist unter Laien besonders die folgende Vorstellung verbreitet: Gesundheit als Abwesenheit von Krankheit, das heißt auch als Fehlen von körperlichen oder seelischen Symptomen, Gesundheit als Fehlen von gesundheitlichen Problemen und Gesundheit als funktionelle Kompetenz, also die Fähigkeit, etwas erreichen zu können. Generell gilt: Gesundheit wird vielfach als selbstverständlich hingenommen und erst thematisiert, wenn sie verloren geht.

Oft wird Gesundheit auch auf unterschiedliche Weise als Aktionspotenzial beschrieben: als Handlungsfähigkeit und Leistungsfähigkeit. Dazu kommt Gesundheit als subjektives Befinden bzw. als Wohlbefinden, aber auch Gesundheit als Ausdruck von Stärke und Kraft.

2.3 Einflussfaktoren auf Gesundheit

Gesundheit und Krankheit sind das Ergebnis von Wirkungen verschiedener Einflüsse.

Um Gesundheit, wie sie oben umrissen wurde, zu fördern, ist es sinnvoll, zunächst mögliche Einflussfaktoren auf Gesundheit zu identifizieren. Letztlich können wir nur im Wissen um diese Faktoren versuchen, sie gezielt zu steuern und zu nutzen.

Tab. 2: Einflussfaktoren auf Gesundheit

Einflussfaktor	Aspekte	Inhalt (Beispiele)
Persönlichkeitsmerkmale	individuelle Verhaltensweisen	Essgewohnheiten, körperliche Aktivität, psychische Spannungsregulation, Überaktivität in Stresssituationen, Tabak- und Alkoholkonsum, Sexual- und Hygieneverhalten, Selbstvertrauen, Selbstwirksamkeitserwartung, Bewältigungskompetenzen, Vorsorgeverhalten, risikoreiches Freizeitverhalten, Aggression, Feindseligkeit, Ungeduld; Widerstandsfähigkeit der Persönlichkeit (Resilienz)
	Vererbung	Genetik; angeborene Stärken und Schwächen
	physische Besonderheiten	z. B. allgemeine körperliche Schwäche, Dysfunktion eines Organsystems
	psychische Besonderheiten	z. B. der Wunsch, immer zu gewinnen oder es allen recht machen zu wollen
	Behinderung	z. B. Bewegungseinschränkung, Verlust eines Sinnes (Wahrnehmung), geistige Behinderung
Gesellschaft	Sicherheit	politische Stabilität/Krieg, Zukunftssicherheit, Qualität der Gesundheitsversorgung
	ethnische Zugehörigkeit	Migrationsstatus, Ansehen im sozialen Umfeld
	Armut	sorgenvolles vs. gelöstes Alltagsleben, Zugang zu qualitativ hochwertiger Nahrung, …
	Arbeitsleben	Ansehen in der Gesellschaft, Arbeitslosigkeit, beeinträchtigtes Selbstbild
	Bildung	Zusammenhang von niedriger Bildung und mangelnder Gesundheitskompetenz, niedrige Inanspruchnahme von Präventionsangeboten, …
	familiäre Situation	Wohnverhältnisse, Familienstand, Familienkonstellation, Geschlechterrolle

Fortsetzung Tab. 2: Einflussfaktoren auf die Gesundheit

Arbeitsbedingungen	Arbeitsplatz	z. B. niedrigqualifizierte Tätigkeiten mit hohem Belastungspotenzial
	betriebliche Kommunikation	Grad der Selbstbestimmtheit
Kultur	Traditionen und Symbole	Verhältnis zur eigenen Körperlichkeit, überlieferte Zwänge, Akzeptanz des Bezugs zwischen Körper und Seele
Umwelt	Umweltverschmutzung, Klima	Verkehrssicherheit, Luft-, Wasser- und Bodenqualität, Wetter, Hygienebedingungen, Freizeitangebote

(vgl. Steinbach [5]2018, S. 38ff)

An dieser Stelle soll kurz auf den Begriff **Resilienz** eingegangen werden. Resilienz bezeichnet die (psychische) Widerstandsfähigkeit. Eine resiliente Persönlichkeit hat die Fähigkeit, widrigen Umständen und belastenden Ereignissen zu begegnen und sie erfolgreich zu händeln. Resiliente Menschen sind „Stehaufmännchen". Einflussfaktoren für die Resilienz sind zum einen angeborene individuelle Eigenschaften, zum anderen in der Auseinandersetzung mit der Umwelt erworbene Fähigkeiten und umgebungsbezogene Faktoren.

Insgesamt ist es das Verhältnis zwischen Belastungen und Ressourcen, das entscheidet, ob sich Krankheiten oder andere gesundheitliche Beeinträchtigungen tatsächlich einstellen. Je größer die Belastungen eines Menschen sind, umso wichtiger sind seine persönlichen und sozialen Ressourcen. Wenn hohe Belastungen mit geringen Ressourcen einhergehen, ist eine Beeinträchtigung der Gesundheit wahrscheinlich. (vgl. Fröhlich-Gildhoff/Rönnau-Böse, 2009)

2.4 Tipps für die Pflege: Persönliche Gesundheit

Das Hinterfragen des persönlichen Gesundheitsverständnisses und die Einschätzung der eigenen Lebenssituation (Einflussfaktoren auf Gesundheit) können helfen, den eigenen Blick zu schärfen, und Ansatzpunkte für eigenes aktives Handeln bringen. Für Personen, die im Gesundheitswesen tätig sind, ist das doppelt wichtig, haben sie doch zum einen Vorbildfunktion und sind zum anderen in ihrem Beruf zahlreichen Belastungen ausgesetzt, für die Gesundheit und Wohlbefinden eine wesentliche Grundlage sind.

Stellen Sie sich doch einmal folgende Fragen:

- Was bedeutet Gesundheit für Sie?
- Welcher Definition des Gesundheitsbegriffs stehen Sie nahe? Warum?
- Bestehen Unterschiede zwischen Ihrer professionellen Sicht und Ihrer außerberuflichen Perspektive? Welche und warum?
- Was bedeutet das für Ihre berufliche Aufgabenerfüllung?
- Was bedeutet das für Ihren Lebensalltag?

Notieren Sie sich kurz Ihre Antworten. Wo können oder sollten Sie in der Gestaltung Ihrer eigenen Lebensweise etwas verändern? Was würde Ihr persönliches Umfeld noch gesundheitsförderlicher machen? Welche Handlungsfelder tun sich für Sie auf?

Gesundheit ist immer auch eine Frage der persönlichen Widerstandsfähigkeit (Resilienz). Dazu können folgende Denkanstöße dienen:

- Was lösen widrige Umstände oder persönliche Schwierigkeiten bei Ihnen aus?
- Gibt es „schwierige“ Themen, die häufiger wiederkehren?
- Wie gehen Sie im Allgemeinen mit Herausforderungen um? Was fällt Ihnen dabei leicht? Was und wer unterstützt Sie? In welcher Weise?

- Gibt es in Ihrem persönlichen Umfeld einen Umgang mit schwierigen Situationen, der Ihnen vorbildhaft erscheint? Was zeichnet diesen Umgang aus?

Versuchen Sie Aspekte zu erkennen, die stärkend wirken. Machen Sie sich diese bewusst und versuchen Sie in schwierigen Situationen daran zu denken. So sammeln Sie Strategien, die Sie stärken!

3 Was sind Gesundheitsförderung und Prävention?

Im nächsten Schritt sollen im Hinblick auf das Anliegen dieses Buches die zwei zentralen Konzepte zur Beeinflussung unserer Gesundheit näher beleuchtet werden. Gesundheitsförderung und Prävention sind grundlegende Aufgaben im Gesundheitswesen. Gleichzeitig sind sie damit auch wesentliche Basis und Handlungsrahmen der Gesundheitsberufe.

In unserem Sprachgebrauch werden die Begriffe „Prävention" und „Gesundheitsförderung" oft gleichgesetzt oder miteinander vermischt. Pflegepersonen sollten den Unterschied kennen. Genau genommen haben sie täglich sowohl mit Gesundheitsförderung als auch mit Prävention zu tun. Beides hat „Gesundheit" zum Ziel. Doch wo liegt dann der Unterschied?

3.1 Prävention

„Prävention" (lat. *praevenire* = zuvorkommen) bedeutet im ursprünglichen Sinn, „einer Erkrankung zuvorzukommen". Die Idee der Krankheitsprävention entwickelte sich im 19. Jahrhundert im Zusammenhang mit Fragen der Hygiene und Volksgesundheit. Anliegen der Prävention ist die Vermeidung von Krankheiten. Ihre Verbreitung und Häufigkeit soll reduziert werden. Das Abwenden von Krankheiten setzt jedoch Kenntnisse zur Pathogenese voraus: Um zu wissen, wo man ansetzt, braucht es Wissen über die Entstehung, Verbreitung, Symptomatiken und Verläufe von Erkrankungen.

3.1.1 Ansätze und Grenzen von Prävention

Ein wesentliches Mittel zur Prävention ist die Beseitigung von Risikofaktoren. Ein Ziel von Prävention ist es daher, die Entstehung von Krankheiten zu vermeiden, indem **Risikofaktoren ausgeschaltet** werden. Der ideale Zeitpunkt für präventive Maßnahmen orientiert sich deshalb insbesondere an der Wirkung der Risikofaktoren. Diese können in drei Gruppen unterteilt werden:

1. Veranlagungen: genetische, physiologische und psychische Voraussetzungen
2. Verhalten und verhaltensbezogene Dispositionen
3. umweltbezogene und regionale Gegebenheiten

Bei ihren Zielformulierungen muss die Prävention von **Wahrscheinlichkeiten** und statistischen Werten ausgehen: Bei wie viel Prozent der Bevölkerung tritt eine Erkrankung auf? Wie viel Prozent der Raucher erleiden eine bestimmte Folgeerkrankung? Wie viele Stunden Schlaf benötigt der Mensch im Durchschnitt? etc. Um in Zukunft ein gesundheitliches Problem einzudämmen, werden also Ist-Zustände herangezogen.

Ein Problem dabei ist, dass die Identifikation eines Risikofaktors anhand von Durchschnittswerten erfolgt, dabei aber keine exakte, auf den einzelnen Menschen bezogene Wahrscheinlichkeitsaussage möglich ist. Die Durchschnittsaussage stimmt mit dem konkreten Erleben des einzelnen Menschen oft nicht überein. Darüber hinaus gibt es Menschen, die ihr ganzes Leben lang mit Faktoren leben, die erwiesenermaßen ein Risiko darstellen, und sich dennoch auch im hohen Alter augenscheinlich bester Gesundheit erfreuen. Ein einfacher „Ursache-Wirkungs-Zusammenhang" zwischen Risikofaktor und Krankheit ist also meist nicht gegeben. Menschen im Gesundheitssektor können mit diesem Bewusstsein auf zwei Arten umgehen: In „großflächigen" Maßnahmen (z.B. Screening-Programmen und Informationskampagnen) wird diese Unschärfe in der Regel akzeptiert. Bei individuellen Maßnahmen kommt es auf die Qualität der Interaktion zwischen Gesundheitsexperten und Klienten an. Es gilt, sich über die Gesundheitsbiografie des Klienten möglichst genau zu informieren, welche Aspekte oder Risikofaktoren im Einzelfall vorliegen. Je konkreter die Information, desto gezielter kann eine Maßnahme auf den Betreffenden abgestimmt werden.

3.1.2 Formen von Präventionsmaßnahmen

Präventionsmaßnahmen können nach verschiedenen Gesichtspunkten klassifiziert werden:
- nach dem Zeitpunkt,
- nach dem Ziel oder
- nach der Methode, die angewendet wird.

In Bezug auf den **Zeitpunkt** unterscheidet man primäre, sekundäre und tertiäre Prävention:

Primäre Prävention erfolgt, bevor Anzeichen für eine Krankheit zu sehen sind. Es handelt sich um Maßnahmen, die das Auftreten einer Krankheit von vornherein verhindern sollen.

Sie ist oft unspezifisch und kann die gesamte noch gesunde Bevölkerung ansprechen. Primäre Prävention funktioniert daher oft über Information (z. B. Aufklärung über gesunde Ernährung, über die Bedeutung von Bewegung, über die Folgen des Nikotinkonsums oder die Durchführung von Schutzimpfungen). Primärprävention soll zum einen Schädigungen von außen vermeiden, zum anderen aber auch personengebundene Risiken eindämmen oder verhindern (z. B. Rauchen, Trinken, ungesunde Ernährung, Stress etc.).

Sekundäre Prävention setzt ein, wenn bereits Erkrankungsanzeichen vorliegen. Das betrifft beispielsweise Screeningprogramme, die entwickelt wurden, um Krankheiten bereits im Frühstadium zu entdecken. Ziel ist die Früherkennung von Krankheiten und die Verhinderung ihres Fortschreitens. Daher umfasst Sekundärprävention alle Maßnahmen, mit deren Hilfe man symptomlose Frühstadien von Krankheiten erkennen kann – beispielsweise die Gesundenuntersuchung.

Tertiäre Prävention setzt dann ein, wenn eine Krankheit bereits ausgebrochen ist. Sie hat zum Ziel, die Verschlimmerung der Erkrankung hintanzuhalten oder zu reduzieren; sie will also Folgeschäden oder das Wiederauftreten einer Erkrankung verhindern („Rückfallverhütung"). Eine tertiäre Präventionsmaßnahme ist z. B. die Beratung von Diabetikern, wie sie ihre Diät am besten einhalten können, um Folgeschäden, wie z. B. eine Schädigung der Gefäße durch hohen Blutzuckerspiegel, zu vermeiden.

Tab. 3: Arten und Ziele von Prävention

	Primär-prävention	Sekundär-prävention	Tertiär-prävention
Zeitpunkt der Intervention	vor Eintreten einer Krankheit	im Frühstadium einer Krankheit	nach dem Krankheitsausbruch, Akutbehandlung
Ziel der Intervention	Verringerung der Krankheitshäufigkeit	Eindämmung von Krankheitsfortschritt oder Chronifizierung	Verhinderung von Folgeschäden
Adressaten	Gesunde	Gesunde mit versteckten Symptomatiken	Patienten mit chronischen Erkrankungen/Rehabilitation

Bei einer **Klassifizierung nach dem Ziel** unterscheidet man Verhaltensprävention und Verhältnisprävention.

Unter **verhaltenspräventiven Maßnahmen** versteht man sowohl Strategien, durch die gesundheitsfördernde Verhaltensweisen verstärkt werden sollen (z.B. gesunde Ernährung, Bewegung), als auch Strategien, durch die gesundheitsriskante Verhaltensweisen (z.B. falsche Ernährung, Rauchen, Alkohol) vermieden oder verändert werden sollen.

Vielfach sind die Mittel dazu Gesundheitsaufklärung, Beratung und Information. Man will Wissen über Gesundheitsrisiken vermehren und die Aufmerksamkeit in Bezug auf Gesundheit steigern. Erfolgt dann noch eine Unterstützung im Sinne der Gesundheitserziehung, so ist eine Verhaltensänderung möglich. Darüber hinaus gibt es verhaltenstheoretische Programme, bei denen Wissen zur Verhaltensänderung führen soll: z.B. zur Raucherentwöhnung oder Ernährungsumstellung.

Ziel der **Verhältnisprävention** ist die Kontrolle, Reduktion bzw. Beseitigung von Gesundheitsrisiken, die durch die Umwelt- und Lebensbedingungen entstehen. Verhältnisprävention möchte gesundheitsschädigende Einflüsse, die von außen kommen, verändern (z.B. Reinhaltung des Wassers oder Verschärfung von Lebensmittelgesetzen). Sie ist vor allem politischer und rechtlicher Natur und kann meist nur „von oben" durch Verwaltungsmaßnahmen eingeleitet werden (z.B. Abbau der sozial bedingten gesundheitlichen Unterschiede, Bekämpfung der Luft- und Wasserverschmutzung, Umweltschutz, Müllvermeidung oder Lebensmittelsicherheit).

Verhaltens- und Verhältnisprävention stellen zwar jeweils unterschiedliche Ursachen in den Mittelpunkt. Gesundheitsverhalten und Verhältnisse beeinflussen einander jedoch gegenseitig. Auch wenn Prävention per se vielfach verhaltensorientiert ist, werden verhältnisbezogene Einflussfaktoren doch zunehmend berücksichtigt.

Ein Beispiel soll dies verdeutlichen:

Tab. 4: Verhaltens- und Verhältnisprävention am Beispiel des Rauchens

Verhaltensprävention	Verhältnisprävention
Information und Bewusstmachung Anti-Rauch-Kampagnen; Plakate; Veranstaltungen; Internetplattformen; Informationsbroschüren	*Politische und rechtliche Maßnahmen* Verbot des Tabakverkaufs an Kinder; Anbringen von Gesundheitswarnungen auf Zigarettenpackungen; Einschränkung des Rauchens an öffentlichen Plätzen, in Restaurants und Flugzeugen; Schaffung von rauchfreien Zonen

Schließlich wird in der Prävention auch nach den eingesetzten **Methoden** unterschieden: Dazu zählen Gesundheitsaufklärung, Gesundheitsberatung, Gesundheitserziehung und Gesundheitsbildung.

Gesundheitsaufklärung meint Informationen über gesundheitliche Themen in Form von Massenkommunikation (beispielsweise über die Massenmedien).

Gesundheitsberatung vermittelt ebenfalls Information, wendet sich jedoch an den Einzelnen, etwa in Form von Gesprächen (z.B. Einzel- oder Gruppenberatung).

Gesundheitsaufklärung und Gesundheitsberatung sind in gewisser Weise ähnlich: es handelt sich in beiden Fällen um Methoden der Informationsvermittlung, die sich jedoch unterschiedlicher Mittel bedienen. Beide Methoden wollen beim Zuhörer Motivation erzeugen. Dabei zu beachten ist, dass Motivation auf verschiedene Weise entsteht:

- Motivation durch Angst
- Motivation durch Modelllernen
- Motivation durch Sachinformation

Untersuchungen haben gezeigt, dass mit Angst keine Motivation für gesundheitsförderliches Verhalten erreicht werden kann. Sie erzeugt eher „nur“ ein schlechtes Gewissen.

Modelllernen hingegen ist eine wirksame Methode und hat in der Gesundheitsförderung einen hohen Stellenwert. Dabei werden gesundheitsförderliche Verhaltensweisen in den Mittelpunkt gestellt mit dem Ziel, dass sie sich über Nachahmung verbreiten. Die Wirksamkeit von Modelllernen zeigt sich umgekehrt leider auch über den unerwünschten Effekt, dass nachteilige Verhaltensweisen übernommen werden, wenn sie attraktiv sind: Der in der Werbung und den Medien oft propagierte Lebensstil (Alkohol, Fertignahrung, Schlankheitswahn etc.) verstärkt ungesundes Verhalten. Ungesunde Lebensweisen werden hier als Symbol eines modernen und erstrebenswerten Lebens verkauft.

Motivation durch Sachinformation schließlich erfolgt in Form von Filmen, Broschüren oder Postern, aber auch „von Mensch zu Mensch" in Informationsveranstaltungen, Diskussionen oder Netzwerkveranstaltungen. Auch Medien wie Presse, Rundfunk, Fernsehen und Internet behandeln in Reportagen und Artikeln gesundheitsspezifische Themen.

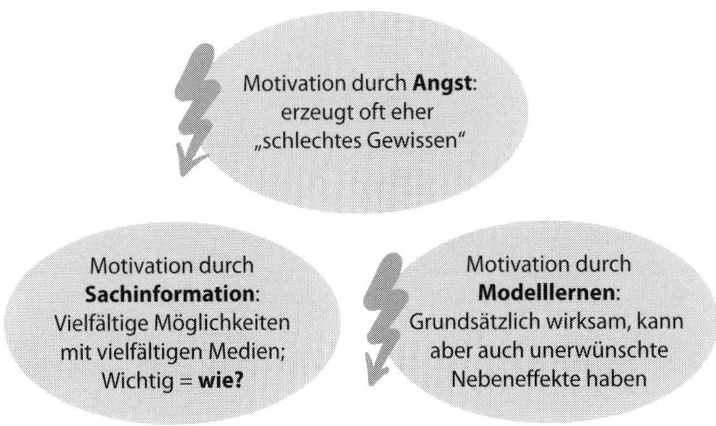

Abb. 1: Arten und Effekte von Motivation

Insgesamt lässt sich sagen, dass Aufklärung sich eher im sozialen als im psychischen Bereich auswirkt: Erfolgreiche Aufklärung beeinflusst die Bewertung von gesundheitsbewusstem Verhalten in der Gesellschaft; sie kann die Ansichten und Tendenzen einer Gesellschaft verändern.

Gesundheitserziehung und Gesundheitsbildung

Gesundheitserziehung richtet sich in erster Linie an Kinder und Jugendliche und findet z.B. in Kindergärten oder Schulen statt. Sie bildet dort meist einen fixen Bestandteil der Lehrpläne. Indem sie früh ansetzt, möchte Gesundheitserziehung Verhalten vermeiden, das Gesundheitsrisiken birgt. Gesundheitserziehung ist auf Mitarbeit angewiesen. Eines ihrer Hauptprobleme ist die oft mangelnde Einsicht derer, die „erzogen" werden (sollen).

Im Gegensatz dazu stehen im Fokus der Gesundheitsbildung die Erwachsenen. Dementsprechend findet sie im Regelfall an Institutionen der Erwachsenenbildung statt.

Zusammenfassend kann man sagen: Gesundheitsbildung und -erziehung schaffen die Möglichkeit, sich bewusst mit der Gesundheitsproblematik auseinanderzusetzen und dabei etwas zu lernen. Ziel ist Wissensvermehrung, die zur Entwicklung von Alltagskompetenzen führen soll. (vgl. Hurrelmann/Klotz/Haisch, 2004)

3.1.3 Von der Prävention zur Gesundheitsförderung

Verhaltensweisen sind eng mit dem **Lebensstil** verknüpft und in ihn als größeres Ganzes eingebettet. Der Lebensstil ist gesellschaftlich und kulturell geprägt und kann nicht völlig beliebig verändert werden. Somit sind auch einzelne Verhaltensweisen nicht einfach austauschbar. Sie stehen miteinander in Zusammenhang, bilden ein eigenes, sinnvolles Muster.

So sollen nicht nur einzelne Verhaltensweisen durch Prävention „vermieden“, sondern gleichzeitig andere, gesündere Verhaltensmuster aufgezeigt werden, die zum Lebensstil der betreffenden Person passen. Denn gesundheitsschädigende Verhaltensweisen haben auch eine spezielle Funktion: Sie sind momentane Hilfe oder Erleichterung z. B. bei Belastung und Überforderung.

Auf übergeordneter Ebene beeinflussen auch **gesellschaftliche Normen** individuelles Handeln. Im Alltag können das Erwartungen an Einfachheit, Schnelligkeit und Praktikabilität sein, etwa der Zugang zum eigenen Auto. In Hinblick auf Werte und Anerkennung ist es häufig der Exklusivitätsgedanke – wie das Rauchen in Zigarrenklubs, ungesunde Schönheitsideale oder der Leistungsgedanke im Sport bis hin zum Doping.

Prävention bleibt, selbst wenn der Schwerpunkt auf primärer Prävention liegt, immer ein negativer Ansatz, der auf Vermeidung und somit auf Einschränkung basiert. Darüber hinaus geht sie meist von einem Durchschnitt aus. Auch der Verhaltensprävention liegt eine eingeschränkte Sichtweise zugrunde: Sie berücksichtigt keine individuellen Komponenten und fördert nicht die Kompetenz des Einzelnen. Dem gegenüber steht die „stärkende“ Rolle der Gesundheitsförderung.

3.2 Gesundheitsförderung

Gesundheitsförderung umfasst sämtliche vorbeugenden Handlungen und Maßnahmen, welche die Lebensbedingungen und Lebensweisen beeinflussen, die für die Gesundheit von Bedeutung sind. Dies ist ein sehr breiter Ansatz, der medizinische wie auch hygienische, psychische, kulturelle, soziale, wirtschaftliche und umweltschützerische Bereiche betrifft.
Im Gegensatz zur Prävention ist sie damit kein negativer, „vermeidender“ Ansatz, sondern positiv, also unterstützend.

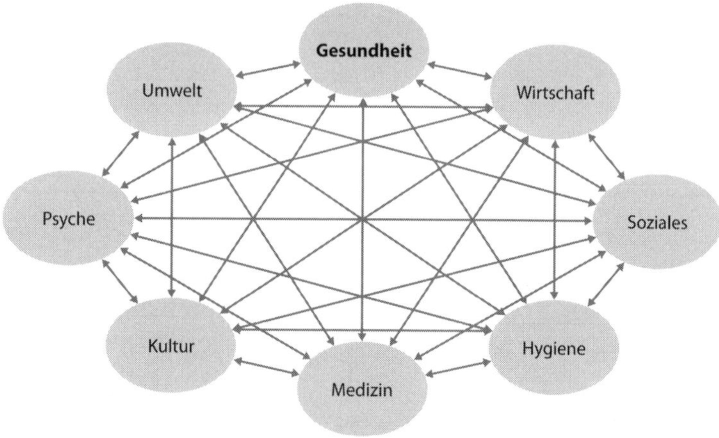

Abb. 2: Lebensbereiche und Gesundheit

Gesundheitsförderung ist nach der Weltgesundheitsorganisation (WHO) ein Prozess, in dessen Zentrum Menschen stehen, die in hohem Maße selbstbestimmt über ihre Gesundheit verfügen. Um dies leben zu können, müssen Menschen ein Verständnis für Gesundheit entwickeln. Sowohl Einzelne wie auch ganze Gruppen und Gesellschaften müssen lernen, ihre Gesundheit – und dazu gehören auch ihre Wünsche und Hoffnungen – wahrzunehmen und ein persönliches Gesundheitsverständnis zu entwickeln. Erst so kann diese (angestrebte) Gesundheit zu einem Teil des täglichen Lebens werden.

Ziel der Gesundheitsförderung ist weder die unmittelbare Heilung von körperlichen oder psychischen Störungen noch die unmittelbare Veränderung der Persönlichkeitsstrukturen oder Lebenswelten. Vorrangiges Ziel ist die Stärkung und Entfaltung **gesund machender Aktivitäten und Ressourcen**.

Die drei Kernelemente von „Gesundheitsförderung“ sind daher:

- Ziel ist es, Menschen Kompetenzen zur Erhaltung ihrer Gesundheit zu vermitteln.
- Weil das Verhalten der Menschen auch immer von der Gesellschaft beeinflusst wird, versteht Gesundheitsförderung das Verhalten Einzelner auch immer als soziales Verhalten.
- Gesundheitsverhalten ist eng mit dem ganzen Lebensstil eines Menschen verknüpft. Ausgangspunkt ist deshalb eine ernsthafte Auseinandersetzung mit dem eigenen Lebensstil in all seinen Komponenten: Haushaltsführung, Verhalten am Arbeitsplatz, Konsum- und Freizeitverhalten, die Gestaltung sozialer Kontakte, Kindererziehung, Ernährung, Gesundheits- und Altersvorsorge, laienmedizinische Krankheitsbehandlung im Alltag, Formen von Trauer und Abschied, Bedeutung und Ausdruck von Symbolen der Zugehörigkeit, z. B. Kleidung, Einrichtung, aber auch die Formen der Inanspruchnahme sozialstaatlicher Leistungen.

3.2.1 Ansätze der Gesundheitsförderung

In der Gesundheitsförderung gibt es zwei Grundannahmen: den ganzheitlichen Ansatz und den partizipatorischen (teilhabenden) Ansatz.

Der **ganzheitliche Ansatz** versteht Gesundheit als Teil der gesamten Umwelt des Menschen und seiner Lebensbedingungen. Das bedeutet auch, dass der Mensch als Teil seiner Umwelt wahrgenommen wird und dass „Gesundheit“ nicht nur etwas Körperliches ist.

Der **partizipatorische Ansatz** der Gesundheitsförderung möchte die Menschen dabei unterstützen, selbstbestimmt mit ihrer Gesundheit umzugehen und damit auch die Bedingungen für eine gesunde Lebensumwelt selbst schaffen zu können, Verantwortung für die eigene Gesundheit zu übernehmen und diesbezüglich Entscheidungen zu fällen. Damit muss

Gesundheitsförderung Aufgabe vieler Berufsgruppen werden – nicht nur im Gesundheitssektor, sondern auch im Bildungsbereich und in sozialen Einrichtungen. (vgl. Hurrelmann/Klotz/Haisch, 2004)

3.2.2 Methoden der Gesundheitsförderung

Gesundheitsförderung soll jeden Einzelnen zur Selbstbestimmung über seine eigene Gesundheit befähigen. Nicht mehr nur Gesundheitsberufe, sondern der Einzelne selbst ist der wahre Experte für seine Gesundheit. Das Wissen darf nicht bei den akademisch qualifizierten Gesundheitsfachleuten bleiben, sondern es muss Personen geben, die dieses Wissen weitergeben und dem Einzelnen dabei helfen, zum Experten für seine eigene Gesundheit zu werden und Verantwortung für sie zu übernehmen. Am Ende sollen Wissen und Expertentum beim Einzelnen liegen.

Grundlage dafür ist die Wahrnehmung des Einzelnen mit all seinen Bedürfnissen und seiner Persönlichkeit (Subjektorientierung). Sein Alltag, sein tägliches Verhalten und die Wirkung dieses Verhaltens auf seine Gesundheit sind von Bedeutung. So entsteht ein „partizipativer" (teilhabender) Umgang mit Gesundheit. Die persönlichen, laienhaften Gesundheitskonzepte, die der Einzelne sich im Laufe seines Lebens zurechtgelegt hat, erhalten einen zentralen Stellenwert, weil an sie angeknüpft wird. Die professionelle Praxis wird in die Lebenswelt der Klienten eingebunden.

Gesundheitsförderung stützt sich auf die Erhaltung von Gesundheitsressourcen und die Stärkung der Handlungskompetenz.

Wichtige und häufig eingesetzte Methoden sind u. a. Gespräche, Beratungen, Übungen, Spiele, Reflexionen, Schulungen, aber auch Aktionen und soziale Veranstaltungen. Dazu sind die Grundlagen verschiedener Disziplinen gefragt: Gesundheitswissenschaften ebenso wie Medizin, Psychologie und Pädagogik.

3.2.3 *Ressourcen*

Zur Umsetzung von Zielen und Maßnahmen sind entsprechende Ressourcen notwendig. Dazu gilt es zunächst zu klären, wer oder was eine Ressource sein kann. Schon vorweg sei gesagt: In der Gesundheitsförderung ist die wichtigste Ressource der Mensch!

Anliegen der Gesundheitsförderung sind Unterstützung und Befähigung von Menschen zum verantwortungsvollen Umgang mit ihrer Gesundheit. Dies geschieht mittels Empowerment.

Empowerment ist ein Prozess, durch den Menschen, Organisationen, Gemeinschaften oder Gesellschaften in die Lage versetzt werden, Kontrolle über ihr Leben und ihre Lebensbedingungen auszuüben und ihre Ziele zu erreichen. Dies geschieht über den Aufbau von persönlichen Ressourcen und Fähigkeiten.

Damit Empowerment-Prozesse möglich sind, braucht es bestimmte Rahmenbedingungen. Dabei hilft die Auseinandersetzung mit folgenden Fragen:

- Unter welchen Bedingungen können Menschen ihre eigenen Ressourcen entdecken?
- Was trägt dazu bei, dass Menschen aktiv werden?
- Wie können Professionelle die Selbstorganisation Einzelner unterstützen und fördern?
- Welche Auswirkungen hat die Erfahrung der Selbstorganisation und der Selbstermächtigung auf Menschen und Organisationen?

Empowerment zeichnet sich aus durch:

- Abkehr vom Defizitdenken (das Augenmerk liegt auf Stärken, nicht auf Schwächen oder Beschwerden)
- Vertrauen in die Stärken des Einzelnen, die es auch ermöglichen, kritische Situationen zu meistern

- das Ziel der selbstbestimmten Lebensweise: dazu gehören Selbstverantwortung, aber auch die Achtung vor eventuellen anderen Lebensweisen
- Zukunftsorientiertheit: Vorausschauen statt Rückwärtsgewandtheit

Empowerment erfolgt und wirkt auf unterschiedlichen Ebenen:
- auf individueller Ebene: Der einzelne Mensch wird gestärkt. Es gilt, seine Ressourcen zu erkennen und zu fördern. Das Ziel: Menschen erleben ihre Situationen nicht mehr passiv oder hilflos, sondern empfinden sich als Handelnde
- auf Ebene der Organisation: Entscheidungen werden gemeinsam getroffen, Betroffene oder Empfänger einer Maßnahme werden eingebunden und erleben sich als Gestalter
- auf struktureller Ebene: Schaffung von Rahmenbedingungen für die Durchführung und Entscheidung von Maßnahmen

Wie oben erwähnt, basiert Empowerment auf Ressourcen, also auf Gegebenheiten, die stärken und unterstützend wirken. Ressourcen können Menschen (Freunde, Angehörige, Professionelle) ebenso sein wie eine Gruppenzugehörigkeit (Organisationen, Vereine); Beratung (Hotlines, Ratgeber) kann ebenso als Ressource wirken wie Zeit, Geld, Sachzuwendungen, Wissen oder Information, emotionale Unterstützung, Gespräche, aber auch spirituelle Aspekte wie Glaube und Religion. Diese Aufzählung ist beispielhaft, fast alles kann eine Ressource sein. Dies ist individuell verschieden und muss jeweils individuell in Erfahrung gebracht werden.

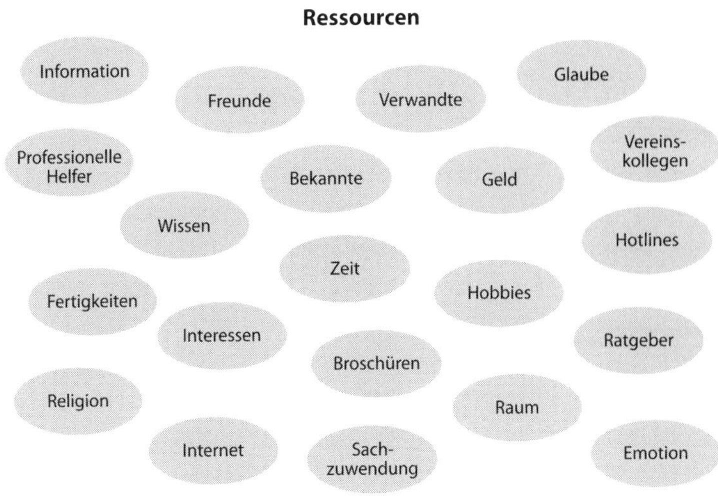

Abb. 3: Ressourcen als „Sammelsurium"

3.2.4 *Wie entsteht Gesundheit?*

Gesundheit entsteht dadurch, dass der Mensch mit inneren und äußeren Anforderungen „fertig wird", dass also eine gelungene Anpassung erfolgt. Zu den inneren Anforderungen zählen Voraussetzungen wie das Erbgut, das Immunsystem, die Persönlichkeit eines Menschen sowie seine Belastbarkeit. Mit diesen inneren Voraussetzungen ausgestattet, kann und muss er den äußeren Bedingungen begegnen: Wohn- und Lebensverhältnissen, Bildungsmöglichkeiten, Umweltbedingungen, sozialer Einbindung usw.

Die persönlichen (individuellen) und sozialen Ressourcen bilden diejenigen Fähigkeiten, die über die Bewältigung von Anforderungen entscheiden. Dazu gehört auch die Lebensführung, wobei eine positive

Einstellung dem Leben gegenüber („lustvolle Lebensführung"), ein Sich-selbst-Annehmen sowie die Vorstellung, dass die eigene Lebensführung beeinflussbar ist, hilfreich sind.

Die Weltgesundheitsorganisation (WHO) hat in ihrer Definition von „Gesundheit" den naturwissenschaftlichen Ansatz um eine psychosoziale Dimension erweitert. Ziel ist ein Konzept, das alle Dimensionen – die physische, die psychische und die soziale Dimension – berücksichtigt:

> „Gesundheit ist ein Zustand völligen psychischen, physischen und sozialen Wohlbefindens und nicht nur das Freisein von Krankheit und Gebrechen." (www.who.int)

Diese Definition von „Gesundheit"

- erlaubt, Gesundheit als Gleichgewicht zu sehen, das man ständig neu herzustellen versucht. Dabei sind viele verschiedene Faktoren am Werk, die Gesundheit und Krankheit beeinflussen.
- ermöglicht die Berücksichtigung des persönlichen Empfindens: Gesundheit und Krankheit haben immer eine subjektive Dimension. Krankheit ist darüber hinaus auch an eine objektive Diagnose gebunden, subjektives Wohlbefinden hingegen nicht.

Gesundheit kann also als ein Zustand betrachtet werden, in dem eine Person sich körperlich, psychisch und sozial in Einklang mit ihren Möglichkeiten, ihren Zielen und ihren äußeren Lebensbedingungen befindet. Die Erhaltung der Gesundheit kann so als ein lebenslanger Prozess begriffen werden.

3.3 Das Modell der Salutogenese

Eine wichtige Bedingung für die Erhaltung der Gesundheit ist, dass der Mensch das Gefühl hat, sein Leben selbst in die Hand nehmen zu können, es zu bestimmen und zu gestalten.

Das Wort „Salutogenese" bedeutet „Entstehung von Gesundheit". Salutogenese ist ein Ansatz, der sich von der Denkweise der Pathogenese (Fokus auf der Entstehung von Krankheit) abgrenzt. Sie beschäftigt sich mit allen Kompetenzen und Kräften, die dem Menschen helfen, gesund zu bleiben, und beschreibt die Wege, über welche Gesundheit entsteht.

Gesundheit kann aus dieser Perspektive deutlich mehr sein als „nur" die Verhinderung bzw. Heilung von Krankheit. Die Idee der Gesundheitsförderung eröffnet ein viel weiteres Feld, als es die Beschränkung auf Krankheiten und ihre Vorbeugung grundsätzlich ermöglicht.

Das Konzept der Salutogenese wurde vom Soziologen Aaron Antonovsky (1923–1994) entwickelt. Es beschreibt, kurz gesagt, alle Kräfte, die dem Menschen helfen, Gesundheit zu entwickeln. Diese Kräfte fördern die Fähigkeit, mit Problemen und Belastungen fertig zu werden; sie sind individuell jedoch sehr unterschiedlich ausgeprägt. Allgemein können aber verschiedene gesundheitliche Schutzfaktoren sowie soziale und personale Ressourcen beschrieben werden, auf die die Menschen zur Bewältigung von Belastungen zurückgreifen und die sie nutzen können.

3.3.1 Grundannahmen der Salutogenese

Antonovsky beschreibt seinen Zugang zur Salutogenese mit der „Flussmetapher": Er nimmt dabei den Fluss als Strom des Lebens an, in dem die Menschen schwimmen und sich dabei Gefahren ausgesetzt sehen. Die pathogenetische Medizin will den Menschen aus dem Fluss retten;

der salutogenetische Zugang möchte den Menschen zu einem guten Schwimmer machen.

Das Konzept der Salutogenese beruht – ausgehend von der leitenden Frage „Was hält Menschen gesund?" – auf folgenden Grundannahmen:

- Gesundheit wird nicht als normaler Zustand des Gleichgewichts aufgefasst, sondern als ein aktives, sich ständig regulierendes Geschehen.
- Daher ist der Verlust von Gesundheit ein natürlicher Vorgang.
- Unser Körper besitzt jedoch die Fähigkeit, dieses Ungleichgewicht zu ändern und die Ordnung wiederherzustellen.
- Jeder Mensch verfügt in jeweils individueller Ausprägung über „generalisierte Widerstandsressourcen". Diese Ressourcen, die bei der Bewältigung von Belastungen genutzt werden, liegen sowohl im Individuum selbst als auch in dessen Umfeld und Umwelt.

Widerstandsressourcen können verschiedener Art sein: Die Einbettung in familiäre Gegebenheiten, Freundschaften und funktionierende soziale Netze sind ebenso eine Ressource wie angemessener Wohnraum, eine stabile finanzielle Situation und sozialer Friede. Die personenbezogenen individuellen Faktoren können Wissen, Kompetenzen und Intelligenz ebenso umfassen wie Selbstbewusstsein, Ich-Stärke, Neugier, Problemlösungsfähigkeit, aber etwa auch Bindungsfähigkeit.

Antonovsky nimmt „Gesundheit bzw. körperliches Wohlbefinden" einerseits und „Krankheit bzw. körperliches Missempfinden" andererseits als zwei entgegengesetzte Pole an und geht von einem fließenden Übergang zwischen diesen beiden Polen aus („Gesundheits-Krankheits-Kontinuum"). Die beiden Endpole „völlig gesund" oder „völlig krank" können dabei niemals erreicht werden: Ein großteils gesunder Mensch hat immer auch kranke Anteile in sich und umgekehrt. Es geht darum, wie weit entfernt bzw. nahe jemand den Endpunkten Gesundheit und Krankheit ist. Mit einem salutogenetischen Blick werden immer sowohl gesunde als auch kranke Aspekte oder Anteile gesehen; Salutogenese ermöglicht so ein Nachdenken über Faktoren, die in Richtung des gesunden Endes des Gesundheits-Krankheits-Kontinuums weisen. Damit fordert das Konzept der Salutogenese das Nachdenken über „gesundmachende" Faktoren heraus, indem Wirkkräfte aus dem Inneren von Menschen dabei helfen, aus äußeren Reizen etwas individuell Besonderes zu machen. (Kaluza, 2011)

3.3.2 Das Kernstück: das Kohärenzgefühl

Das Kernstück des Modells ist das sogenannte **Kohärenzgefühl** (Sense of Coherence, SoC): eine Grundhaltung, eine Weltanschauung; ein umfassendes und dauerhaftes Gefühl des Vertrauens darauf, dass die Ereignisse im Leben vorhersehbar und erklärbar sind; das Vertrauen darauf, dass genügend Ressourcen vorhanden sind, um die verschiedenen Lebensanforderungen zu bewältigen, und die Zuversicht, dass diese Anforderungen Bemühungen und Engagement lohnen (vgl. Schüffel, 1998). Bei gleichen äußeren Bedingungen wird es von dieser Grundeinstellung abhängen, wie gut Menschen Ressourcen nützen, um ihre Gesundheit bzw. ihr Wohlbefinden zu erhalten und zu verbessern.

Das Kohärenzgefühl ist flexibel und dynamisch; es wird ständig neuen Lebenserfahrungen ausgesetzt und von diesen beeinflusst. Umgekehrt beeinflusst es wiederum die Art von Lebenserfahrungen, die diese Grundhaltung normalerweise bestätigen. Durch diese Bestätigung kann das Kohärenzgefühl stabil werden und überdauern.

Das Kohärenzgefühl besteht aus drei verschiedenen Elementen:

- Sense of Comprehensibility (Verstehbarkeit, Überschaubarkeit)
- Sense of Manageability (Handhabbarkeit)
- Sense of Meaningfulness (Bedeutsamkeit, Sinnhaftigkeit)

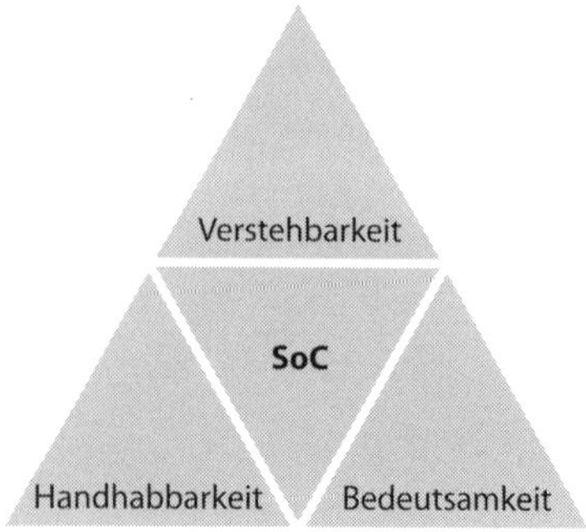

Abb. 4:
Kohärenzgefühl (Sense of Coherence)

Sense of Comprehensibility

Ein Mensch kann seine Umwelt als kognitiv verstehbar einschätzen. Dazu gehört auch das Erfassen von Art, Umfang, Ausmaß, Begriff und Definition (in „alltagstauglicher" Form) einer Herausforderung. So können innere und äußere Abläufe geordnet und überblickt werden. Menschen, die ein hohes Maß an „Comprehensibility" besitzen, vertrauen darauf, dass Ereignisse und Situationen, die ihnen begegnen, vorhersehbar und verstehbar sind. Was nicht vorhersehbar ist und sehr plötzlich eintritt, kann man – so denken sie – zumindest einordnen.

Sense of Manageability

Handhabbarkeit (Manageability) bedeutet das Vertrauen darauf, dass das Leben sich meistern lässt, sei es aus eigener Kraft oder durch die Unterstützung anderer. Diese Handhabbarkeit hängt von den verfügbaren Ressourcen einer Person ab; das Gefühl der Handhabbarkeit ergibt sich aus dem Vertrauen in die eigenen Fähigkeiten und Fertigkeiten auf Verstandes- und Gefühlsebene, aus dem Vertrauen auf die Hilfsbereitschaft und -kapazitäten des sozialen Umfeldes und nicht zuletzt auch aus dem Bewusstsein, sich z. B. einer höheren Kraft zuwenden zu können.

Sense of Meaningfulness

„Meaningfulness" meint die Überzeugung, dass die Lebensaufgaben, denen sich eine Person stellen muss, sinnvoll sind und dass es sich lohnt, sich dafür zu engagieren. Menschen mit dieser Lebenseinstellung sehen neue Probleme und Lebensfragen eher als willkommene Herausforderung und nicht so sehr als Last.

Das Kohärenzgefühl selbst ist kein Copingmechanismus; es ist als Persönlichkeitseigenschaft Voraussetzung dafür, dass Menschen mit den verschiedensten Anforderungen flexibel umgehen können und dass somit die Zahl ihrer potenziellen Copingstrategien erhöht ist.

Ein starkes Kohärenzgefühl entwickelt sich, wenn Unter- und Überforderung, Kontrollierbarkeit und Unvorhersehbarkeit von Erlebnissen und Erfahrungen in einem Gleichgewicht stehen. Dauernde Unsicherheit und das Gefühl von Unkontrollierbarkeit führen dagegen zu einem schwachen Kohärenzgefühl.

Eine Person mit hohem SoC (Sense of Coherence) wird viele Reize als neutral beurteilen; eine Person mit niedrigem SoC empfindet sie als belastend (als Stressoren). Bewertet eine Person mit hohem SoC einen Reiz als Stressor, kann sie eher unterscheiden, ob er bedrohlich, günstig oder unerheblich ist.

Treten Herausforderungen oder Stressoren auf, kommen die bereits erwähnten **generalisierten Widerstandsressourcen** zum Tragen (siehe Kap. 3.3.1). Dies sind innere und äußere Faktoren bzw. Einflüsse, von denen Menschen umgeben sind. Sie helfen bei der Bewältigung von Spannungszuständen und erhalten bzw. verbessern so die Gesundheit:

- körperliche und konstitutionelle Ressourcen: Körpermerkmale und medizinisch messbare Indikatoren für einen funktionierenden Organismus
- materielle Ressourcen: z. B. Geld, Güter, Dienstleistungen

- personale und psychische Ressourcen: kognitive und emotionale Ressourcen (z.B. Wissen, vorbeugende Gesundheitseinstellungen), persönlichkeitsbezogene Ressourcen (z.B. Intelligenz, Selbstvertrauen), Handlungskompetenzen (Bewältigungsverhalten, Voraussicht), soziale Kompetenzen
- interpersonale Ressourcen: z.B. soziale Bindungen und Unterstützung durch Bezugspersonen
- soziokulturelle Ressourcen: z.B. Einbindung in eine stabile Kultur, Glaubenssysteme oder philosophische Überzeugungen

Diese Widerstandsressourcen beeinflussen Situationen aller Art und erhöhen die Widerstandsfähigkeit einer Person. Sie spielen **im pflegerischen Handeln** eine wichtige Rolle, wo neben der Interaktion mit dem Patienten auch die pflegerische Umgebung gestaltet wird. Hier kommt wiederum die Salutogenese ins Spiel: Um gute Pflege zu leisten, ist es wichtig, die individuellen Widerstandsressourcen eines Patienten zu kennen und das Wissen darum gezielt einzusetzen. Dazu ist es erforderlich, „nahe" am Menschen zu sein: mit offenen Augen, offenen Ohren, kommunikativ, zugewandt, stärkenbezogen. Besonderes Augenmerk darauf sollte im **Pflegeassessment** gelegt werden, indem Ressourcen erhoben werden, anstatt den Schwerpunkt auf die Defizite eines Patienten zu legen. Dadurch eröffnet man den Patienten auch weitere Handlungsspielräume.

Stressoren sind dagegen sozusagen „generalisierte Widerstandsdefizite". Reize, die Stress auslösen, können zu Defiziten führen, die das Kohärenzgefühl schwächen. Sie sind Teil des täglichen Lebens und lassen sich nicht vermeiden. Es geht also auch hier wieder um die Frage, wie mit ihnen umgegangen wird.

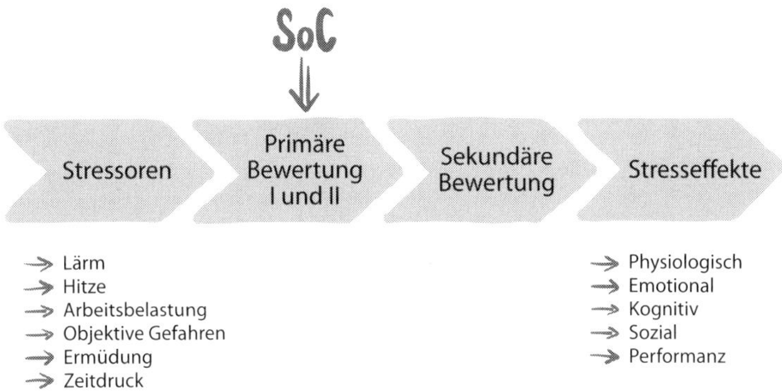

Abb. 5: Bewertung von Stressoren

Das Kohärenzgefühl bildet sich in Kindheit und Jugend aus und wird dabei von Erfahrungen und Erlebnissen beeinflusst. Mit etwa dreißig Jahren ist die Entwicklung abgeschlossen; das Kohärenzgefühl zeigt sich nun als eine relativ stabile Persönlichkeitseigenschaft. Wenn dennoch Veränderungen auftreten, entstehen sie aus neuen Mustern, aus einer neuen Lebenserfahrung oder einem neuen Lebenskonzept (vgl. Antonovsky, 1993; Lorenz, 2005).

3.4 Tipps für die Pflege: Persönliche Gesundheit

Um Gesundheitsförderung zu leben und an andere weiterzugeben, ist es sinnvoll, bei der eigenen Gesundheit zu beginnen.

Stellen Sie sich doch einmal die folgenden Fragen:

Was sind die gesundheitsrelevanten Faktoren in Ihren persönlichen Lebensbereichen? Was motiviert Sie? Was treibt Sie an, etwas für Ihre Gesundheit zu tun?

Wenn es um (nicht nur) gesundheitsspezifische Entscheidungen geht: Ist Ihr Entscheidungsprozess selbstbestimmt (partizipatorisch) und bezieht er Ihr Umfeld ein (ganzheitlich)? Inwiefern (nicht)?

Über welche persönlichen Ressourcen und Fähigkeiten, die Sie gesund erhalten, verfügen Sie? Was sind für Sie unterstützende Elemente in Ihrem Alltag, Ihrem Beruf, Ihrem familiären und persönlichen Umfeld?

Wie stark bewerten Sie Ihr Kohärenzgefühl? Wie würden Sie es beschreiben?

Beginnen Sie mit der Beantwortung folgender Fragen:
- Was kann ich besonders gut? Was macht mir Spaß? Wobei entspanne ich mich?
- Was weiß ich? Wo kenne ich mich gut aus? Wobei fühle ich mich gut?
- Wann bin ich kreativ?
- Wie verläuft meine Leistungskurve, wann bin ich besonders aktiv?
- Welche Informationsquellen kann ich benützen? Wer kann mir Informationen geben?
- Was sind die Grundsätze, an die ich glaube, die mich überzeugen?
- Wer oder was stärkt mich im familiären Umfeld?
- Wer sind meine Freunde? Welche herausragenden Eigenschaften haben sie? Wobei können sie mich unterstützen?

Die Auseinandersetzung mit diesen Fragen und der Versuch ihrer Klärung können wichtige Sachverhalte vielleicht überhaupt erst in Ihren Blick rücken. Erst wenn sie Ihnen bekannt/bewusst sind, können sie planvoll genützt werden.

4 Wozu Gesundheitsförderung?

Vielfach bestimmen Ziel und Zweck das menschliche Handeln. Sinn wirkt motivierend. Letztlich fragen wir immer nach dem Sinn, auch nach dem Wozu einzelner Handlungen. Für Angehörige von Gesundheitsberufen stellt sich daher auch die Frage nach dem Wozu der Gesundheitsförderung.

Letztlich geht es ja darum, Gesundheit zu erreichen. Ist es da nicht gleichgültig, ob man Krankheiten vorbeugt oder Gesundheit fördert?

Tatsächlich haben Prävention und Gesundheitsförderung das gleiche Ziel, nämlich den Gesundheitsgewinn. Der Weg dorthin und die Perspektive darauf machen jedoch den wesentlichen Unterschied aus: Vermeide ich oder bin ich aktiv? Gestalte ich oder werde ich gestaltet? Steht das Defizitdenken im Vordergrund oder die Ressourcen? Pathogenese oder Salutogenese? Betrachte ich einen Sachverhalt isoliert, partikular oder ganzheitlich?

Um den Unterschied zwischen Gesundheitsförderung und Prävention zu verdeutlichen, soll die Gesundheitserziehung als eine Methode der Prävention hier herausgegriffen und der Gesundheitsförderung gegenübergestellt werden.

Tab. 5: Gesundheitserziehung vs. Gesundheitsförderung

	Gesundheitserziehung	**Gesundheitsförderung**
Wie lautet das Ziel? Wodurch wird es erreicht?	Wissensvermehrung. Gesundheitserziehung bezieht sich hauptsächlich auf Kinder und Jugendliche und findet z. B. in Kindergärten und Schulen statt, sie bildet dort meist einen fixen Bestandteil der Lehrpläne. Ihr liegt die Vorstellung zugrunde, dass objektiv feststellbar ist, was ein Mensch zu tun hat, um gesund zu bleiben. Gesundheitserziehung möchte Verhalten vermeiden, das Gesundheitsrisiken birgt.	Entwicklung der Fähigkeit, mit Gesundheit und den sie beeinflussenden Faktoren umzugehen. Dies wird erreicht durch Stärkung der persönlichen Gesundheitsressourcen und durch Empowerment. Veränderung des Umfeldes: Reduktion schädlicher Einflüsse (z. B. schlechte Sitzmöbel), Verstärkung positiver Einflüsse (z. B. gesunde Jause) Gesundheitsfördernde Gestaltung der Umwelt: Schaffung von gesundheitsfördernden Lebenswelten (Setting-Ansatz)
Auf welche Weise wird Gesundheit zum Thema gemacht?	Partieller Ansatz: Gesundheit wird anhand einzelner Themen abgehandelt (Ernährung, Haltung, …)	Ganzheitlicher Ansatz: Gesundheit äußert sich körperlich (z. B. Haltung, Bewegung), psychisch (z. B. Genussfähigkeit, Stressresistenz) und sozial (z. B. Freundeskreis, soziale Stellung)
Wer ist die Zielgruppe?	Schüler, Heranwachsende	Alle Personen einer bestimmten Umwelt (z. B. in der Schule: Schüler und Lehrer, Direktion, Verwaltungsbedienstete, …)
Welche Methoden der Wissensvermittlung werden angewendet?	Referate, Gruppenarbeiten, Exkursionen	Referate, Gruppenarbeiten, Exkursionen Soziales Lernen (Förderung und Steuerung des Umgangs der Schüler untereinander), Befähigung zu solidarischem Handeln, Vermittlung gesellschaftlich wichtiger Normen Methoden der Organisationsentwicklung (z. B. Qualitätsentwicklung), Projekte

Woher kommt der Auftrag?	Meist im Rahmen eines allgemeinen Bildungsprinzips (z. B. im Sport- oder Biologieunterricht)	Geht von einer Organisation aus, z. B. in der Schule von der Leitung, vom Gesundheitsförderungsteam an der Schule oder vom Netzwerk gesundheitsfördernder Schulen; auch eine Verankerung im Schulprofil ist möglich

Im Zentrum der Gesundheitsförderung stehen Menschen in und mit ihren Lebenswelten. Es geht nicht um ein „entweder – oder", sondern letztlich um ein „sowohl – als auch", wobei der Fokus auf dem positiven, aktiven, selbstermächtigenden Element der Gesundheitsförderung mit ihrem partizipativen und ganzheitlichen Ansatz liegt.

4.1 Risikoverhalten – Gesundheitsverhalten

Grundannahme für Gesundheitsförderung bzw. ihren Bedarf ist die Tatsache, dass die Lebenswelt des Menschen an sich Risiken beinhaltet und auch, dass Menschen dazu neigen, sich durch ihren Lebensstil bestimmten Risiken auszusetzen. Als Gegenmaßnahme ist es wichtig, sich der bestehenden Risiken bewusst zu sein und sich auch aktiv damit auseinanderzusetzen, um ihre möglichen Folgen zu mildern oder gewisse Risikosituationen von vornherein zu vermeiden.

Verschiedene Gegebenheiten können Gesundheitsrisiken darstellen:

- Persönlichkeitsmerkmale (individuelle Verhaltensweisen, Vererbung, psychische Besonderheiten usw.),
- gesellschaftliche Faktoren (Armut, Arbeitslosigkeit, Bildung, familiäre Situation usw.),
- Arbeitsbedingungen (Arbeitsplatzgestaltung, betriebliche Kommunikation, betriebliche Gesundheit usw.) und
- private Lebensformen (Familienstand, Familienkonstellation, Geschlechterrolle usw.).

Daher bezieht auch Gesundheitsförderung solche Risikofaktoren mit ein. Dies ist auch in der Definition der Weltgesundheitsorganisation festgehalten, der zufolge Gesundheitsförderung soziale und persönliche Ressourcen sowie körperliche Fähigkeiten eines Menschen berücksichtigt:

> "Health is a positive concept emphasizing social and personal resources as well as physical capacities. Therefore, health promotion is not just the responsibility of the health sector, but goes beyond healthy life-styles to well-being." (WHO 1986)

Auch gesundheitsförderndes Verhalten kann Risikofaktoren nicht leugnen oder vernachlässigen. Es geht also nicht darum, negative Voraussetzungen auszuklammern, sondern um die grundsätzliche Haltung: Soll Gesundheit erlangt werden, indem Risiken vermieden werden, oder indem Gesundheit forciert wird? Man muss allerdings davon ausgehen, dass viele Risiken und Umstände durch den Einzelnen nicht grundlegend veränderbar bzw. vermeidbar sind: So sind mit manchen Arbeitsplätzen bestimmte Risiken untrennbar verbunden – eine Vermeidungshaltung ist daher nur bedingt sinnvoll bzw. realistisch.

Wo negative Aspekte also nicht ausgeschaltet werden können, geht es darum, dass das Gesundheitsverhalten überwiegt. Die Frage lautet deshalb: Was kann ich angesichts dieser Risiken dennoch aktiv zu meiner Gesundheit beitragen?

4.2 Gesundheitskompetenz

Ziel von Gesundheitsförderung ist es immer auch, Menschen Fähigkeiten und Kompetenzen in Bezug auf ihre Gesundheit zu verleihen oder diese freizulegen. In diesem Zusammenhang spricht man von „Gesundheitskompetenz".

Gesundheitskompetenz leitet sich vom englischen Begriff „Health Literacy" ab. Ursprünglich wurde er mit Gesundheits-Alphabetisierung übersetzt und umfasste Grundfertigkeiten wie Lesen, rechnerische Fähigkeiten und das Verarbeiten und Verstehen von gesundheitsrelevanten Informationen. Die WHO hat den Begriff um die Aspekte des aktiven und konstruktiven Umgangs mit gesundheitlicher Information erweitert. Neben Alltagswissen ist spezifisches Wissen, etwa um Einflussfaktoren auf die Gesundheit und ihre Veränderung, Teil wissensbasierter Gesundheitskompetenz. Sie umfasst alltagspraktisches Wissen im Umgang mit Gesundheit und Krankheit, mit dem eigenen Körper und mit gesundheitsprägenden sozialen Lebensbedingungen.

Ziel verbesserter Gesundheitskompetenz ist, dass Menschen ihre Lebensbedingungen verstehen und die Zuversicht entwickeln, sie beeinflussen zu können. Die Gesundheitskompetenz zu verstärken, kann als Teil von Empowerment-Prozessen (siehe Kap. 3.2.3) angesehen werden. Höhere Gesundheitskompetenz kann Empowerment-Prozesse vorantreiben, indem sich Menschen verstärkt für Gesundheit engagieren.

Gesundheitskompetenz wird in fünf Bereiche gegliedert (Kickbusch 2006):

Tab. 6: Die fünf Bereiche der Gesundheitskompetenz

persönliche Gesundheit	Grundkenntnisse in Bezug auf die Gesundheit; Wissen und Anwendung von gesundheitsförderlichen Verhaltensweisen; Selbstpflege; Betreuung der Familie; Maßnahmen zur Ersten Hilfe
Orientierung im Gesundheitssystem	Fähigkeit, sich im Gesundheitssystem zurechtzufinden und gegenüber den Gesundheitsberufen als kompetenter Partner aufzutreten

Fortsetzung Tab. 6: Die fünf Bereiche der Gesundheitskompetenz

Konsumverhalten	Konsum- und Dienstleistungsentscheidungen unter gesundheitlichen Gesichtspunkten treffen
Arbeitswelt	selbständiger Schutz vor Gesundheitsschädigungen; Eintreten für Sicherheit und gesundheitsförderliche Arbeitsbedingungen
Gesundheitspolitik	informiertes, gesundheitspolitisches Handeln (z. B. Mitarbeit in Patientenorganisationen, Stellungnahme zu Gesundheitsfragen)

Darüber hinaus können drei Ebenen von Gesundheitskompetenz unterschieden werden (Nutbeam 2000, S. 263f):

Tab. 7: Die drei Ebenen der Gesundheitskompetenz

funktionale Gesundheitskompetenz	Grundkompetenzen im Lesen und Schreiben, die es ermöglichen, einfache Informationen zur Gesundheit zu verstehen (über gesunde Lebensmittel, Anordnungen zur Einnahme eines Medikaments, Beipacktexte)
interaktive Gesundheitskompetenz	fortgeschrittene soziale und kognitive Fertigkeiten; ermöglichen es einer Person, gesundheitsrelevante Informationen für sich auszuwählen und diese auch aktiv zu nutzen
kritische Gesundheitskompetenz	umfasst fortgeschrittene kognitive und soziale Fertigkeiten, die für die kritische Analyse von Informationen eingesetzt werden können; geht mit Empowerment-Prozessen einher, die Menschen befähigen, eine Wahl zwischen verschiedenen Möglichkeiten zu treffen (Risikoabwägung; Compliance-Verhalten)

Gesundheitskompetenz ist eine Voraussetzung dafür, dass selbstpflegerische, therapeutische, gesundheitsfördernde oder präventive Maßnahmen verstanden und umgesetzt werden. Menschen mit geringer Gesundheitskompetenz sind häufiger krank und können Krankheiten weniger gut bewältigen. Es kann aber davon ausgegangen werden, dass kranke Menschen mit hoher Gesundheitskompetenz früher gesund werden und nachhaltiger gesund bleiben.

Die **Patientenkompetenz** ist eine Form von Gesundheitskompetenz, die notwendig ist, um spezifische Anforderungen in Zusammenhang mit Krankheit zu bewältigen: nämlich die Rolle als Patient wahrzunehmen und die Angebote des Gesundheitssystems sinnvoll zu nutzen.

Gesundheitskompetenz ist also eine Voraussetzung für das Verstehen und die Umsetzung gesundheitsfördernder Maßnahmen. Die Ausprägung der Gesundheitskompetenz steht in enger Verbindung mit dem Bildungsgrad. Dieser ist zwar von Pflegenden nicht direkt zu beeinflussen, aber es liegt an ihnen, zu verhindern, dass Patienten durch mangelnde Kompetenz Schaden erleiden. Sinnvolle pflegerische Interventionen orientieren sich am Wissen, den Erfahrungen und Problemen des betroffenen Menschen; sie beziehen seine Sicht bei der Formulierung der Probleme und der Suche nach Lösungen ein.

4.2.1 Edukative Aspekte

Kein Mensch verfügt von sich aus und von Anfang an über vollständige Kompetenzen zur Gesunderhaltung, zu einer gesunden und gesundheitsförderlichen Lebensweise. Die jeweils individuelle Lebensweise eines Menschen ist überdies stark abhängig davon, was er in jungen Jahren „mitbekommen" hat. Dabei geht es weniger um gesellschaftliche Aspekte, sondern um das jeweilige Ernährungsverhalten, Bewegungs- und Freizeitverhalten, moralisches Verhalten, Konsumverhalten, die Ausbildung und die Gestaltung sozialer Beziehungen. All dies sind Aspekte so gut wie jeden Eltern-Kind-Verhältnisses. Sie alle haben stark edukative Zusammenhänge, sowohl wörtlich gemeint im Sinn von Erziehung als auch im Sinn von Lernen.

Aber nicht nur im familiären Generationenverhältnis gibt es Erziehung zur Gesundheitskompetenz, sondern auch Institutionen haben edukative Aufgaben: ob Kindergarten, Schule, Vereine (z. B. Sport) oder auch Behörden (z. B. Jugendämter).

Erziehung kann als (Versuch der) pädagogischen Einflussnahme auf Entwicklung und Verhalten Heranwachsender verstanden werden. Entscheidend ist, welche Richtung die Entwicklung nimmt und in welcher Weise das Verhalten beeinflusst wird. Ein gesundes oder gesundheitsförderliches Verhalten kann ein Schwerpunkt sein. Erziehung in diesem Sinn kann also ganz bewusst die oben genannten Bereiche in den Blick nehmen und versuchen, hier Einfluss auszuüben.

Letztlich geht es um **Lernen als Erwerb von Fähigkeiten**. Lernen ist immer (auch) ein individueller, persönlicher Prozess – es ist etwas, das Menschen ausmacht. Lernprozesse können angestoßen werden oder aus eigenem Antrieb erfolgen, wobei auch eigener Antrieb erst durch ein entsprechendes Umfeld ermöglicht oder begünstigt wird. Es ist also notwendig, ein möglichst günstiges Umfeld zu schaffen und zu gestalten, in dem der einzelne Mensch in seiner konkreten Lebenssituation im Fokus steht. Dazu dürfen nicht nur einzelne Aspekte (wie Ernährung, Bewegung oder Ausbildung) isoliert betrachtet werden, sondern es ist wesentlich, auch die Wechselwirkungen im Auge zu haben.

Darüber hinaus ist zu bedenken: Es gibt unterschiedliche **Lerntypen**. Manche Menschen lernen besser über Bilder und optische Eindrücke, andere über das Gehör, wieder andere müssen aktiv etwas tun, um sich Informationen oder Vorgänge einzuprägen und sie anzuwenden. Daher ist nicht jede pädagogische Maßnahme für alle Menschen gleichermaßen geeignet. Auch deshalb empfiehlt es sich, individuell auf die Menschen zuzugehen und einzugehen. Wenn möglich, sind die Maßnahmen auf die jeweilige Person oder Gruppe abzustimmen. Nur mit angemessenen,

„lerngerechten" Methoden kann Informationsvermittlung oder Bewusstmachung auch funktionieren

Welcher Lerntyp eine Person ist, lässt sich am besten über Beobachtung herausfinden: Was macht er? Wie macht er es – liest er, greift er eher zu, diskutiert er gerne mit anderen? Was gelingt ihm gut? Welche Arten von Information kommen an und bleiben im Gedächtnis? Zum anderen ergibt sich der Lerntyp auch aus konkreten Antworten in Gesprächen. Klienten, die schon verschiedene Lernerfahrungen hinter sich haben, wissen meist auch um die eigenen Stärken oder können artikulieren, was gut oder nicht so gut wirkt.

Pädagogik ist – über die rein „erzieherische" Ebene hinaus – auch Befähigung, soll also Hilfe zur Selbsthilfe und Anleitung zur Selbständigkeit sein (vgl. Benner 2005, S. 80f). Damit ist eine wichtige Verbindung zum „Empowerment" aufgezeigt.

4.2.2 Gesundheitsfördernde Aspekte

Edukation als Befähigung zur Selbsthilfe und Anleitung zur Selbständigkeit hat die oben erwähnte Selbstermächtigung zum Ziel, im konkreten Fall zur Erlangung bzw. Erhaltung sowie zur Förderung von Gesundheit.

Ziel ist, dass Menschen in der Lage sind, sich selbst und ihre eigene Lebenssituation möglichst realistisch zu sehen und zu reflektieren. Sie sollen befähigt werden, Risiken in Bezug auf ihre Gesundheit zu identifizieren, gleichzeitig aber auch möglichst umfassend ihre Ressourcen erkennen. Ihnen sollen die kognitiven, emotionalen und affektiven Möglichkeiten aufgezeigt werden, aus ihrem Wissen selbständig Schlüsse zu ziehen, mögliche Folgen zu bedenken und ihre Handlungen entsprechend zu planen. Darüber hinaus sollen Menschen erkennen können, was ihnen Freude bereitet und (im gesundheitsförderlichen Sinne) gut tut, und diese Freude auch leben können. So würde Gesundheitskompetenz bedeuten, das eigene Leben (in einem realistischen Rahmen) beeinflussen und gestalten zu können.

4.3 Tipps für die Pflege: Persönliche Gesundheit

Die Anleitung anderer zu einem gesundheitsfördernden Lebensstil setzt einen bewussten Umgang mit der Thematik voraus. Betrachten Sie dazu für sich selbst die folgenden Fragen unter dem Aspekt der Gesundheit:

Wie würden Sie Ihr Ernährungsverhalten, Ihr Freizeitverhalten, Ihre körperlichen Aktivitäten und Ihr Konsumverhalten beschreiben und bewerten? Wie Ihren Ausbildungshintergrund, die Gestaltung ihrer sozialen Beziehungen und Ihr moralisches Verhalten? Warum ist das jeweils so?

Welche gesundheitlichen Risiken sehen Sie für sich in Ihrem Lebensumfeld? Was sind demgegenüber Ihre Ressourcen? Was sind ihre persönlichen Stärken? Was stärkt Sie von außen, in Ihrer Umgebung? Was könnte Sie stärken?

Welcher Lerntyp sind sie? Welche Art von Information merken Sie sich am besten? Was bereitet Ihnen Freude? Wenn Sie zurückblicken: Wo und wie konnten Sie in einzelnen Lebensbereichen positive Veränderungen herbeiführen?

Versuchen Sie dabei, offen zu sein und einen neutralen Blick auf die Ist-Situation zu werfen, ohne zu bewerten oder festzulegen, was Sie vielleicht ändern sollten. Erst, wenn Sie das „Ist" für sich selbst geklärt haben, können Sie zum „Soll" übergehen und allfällige Maßnahmen planen.

5 Settings der Gesundheitsförderung: Wo macht man das?

Ein wesentlicher Aspekt, der jeden Menschen letztlich zu jeder Zeit seines Lebens berührt und beeinflusst, ist die „Lebenswelt", d. h. der Alltag und die jeweilige Umgebung, in der wir handeln. Inwiefern spielt die Lebenswelt eine Rolle für die Gesundheitsförderung?

Eine der zentralen Umsetzungsstrategien der Gesundheitsförderung ist der „Setting-Ansatz": Dabei wird davon ausgegangen, dass man gesundheitsförderliche Rahmenbedingungen schaffen kann, die positive Auswirkungen auf die Gesundheit haben. Die eingesetzten Maßnahmen beziehen sich auf das soziale System, das die Menschen umgibt, also das Setting. Dabei kann der Schwerpunkt auf einzelne Gesundheitsprobleme innerhalb dieses Settings gelegt werden. Ein Beispiel wäre ein organisationsweites Projekt in einer Gesundheitseinrichtung, in dessen Rahmen auf die Arbeitszeitsituation fokussiert wird.

Unter Setting versteht man ein (mehr oder weniger abgeschlossenes) System, das die alltäglichen Rahmenbedingungen für die Gesundheit eines Menschen bildet. Der Setting-Ansatz ist ein Modell für die Zusammenhänge bei der Entstehung von Gesundheit; das Setting prägt zwar die Umgebung, in der Menschen sich aufhalten und in der Gesundheit ermöglicht wird, es kann umgekehrt aber auch verändert werden. Dieses Konzept setzt also bei den Lebensräumen der Menschen als ihren gesamthaften Erfahrungshorizonten an, kurz, ihrer „Alltagswelt".

Die Alltagswelt der Angehörigen von Gesundheitsberufen und ihre Settings, die Alltagswelt von Gesundheitseinrichtungen, spielen dabei eine besondere Rolle. Denn um gesundheitsfördernd zu wirken, ist es wesentlich, dass Gesundheitseinrichtungen und Gesundheitsberufe mit gutem Beispiel vorangehen, ihre Settings also gesundheitsfördernd gestalten.

Diese sind daher wesentlicher Ausgangspunkt für die Planung und Beurteilung gesundheitsförderlicher Maßnahmen. (vgl. Engelmann/Halkow, 2008)

Im Folgenden sollen zu verschiedenen Settings im Gesundheitsbereich einige zentrale Aspekte dargestellt werden, über die im gesundheitsförderlichen Sinne nachgedacht werden kann. Diese Aspekte beziehen sich im Wesentlichen auf organisatorische Rahmenbedingungen der Institution und/oder die jeweiligen konkreten Besonderheiten der dort handelnden Personen.

Eines jedoch ist allen Settings gemeinsam: der unmittelbare persönliche, regelmäßige Kontakt mit Menschen, die aus Gründen von „Krankheit" (aus welcher Perspektive auch immer) Pflege in Anspruch nehmen.

5.1 Das intramurale Setting

Der Begriff beschreibt schon eine grundsätzliche Besonderheit dieses Settings: Es befindet sich „innerhalb von Mauern", das heißt, es ist an die jeweiligen räumliche Bedingungen gebunden. Diese können im Einzelfall aber unterschiedlich gestaltet sein. Die räumlichen Bedingungen haben Einfluss sowohl auf die dort arbeitenden als auch auf die zu pflegenden Personen. Raum strukturiert Prozesse (Arbeitsprozesse, Pflegeprozesse) auf bestimmte Weise und wirkt damit auch auf die Menschen, die sich in ihm aufhalten.

Wer für eine Räumlichkeit verantwortlich ist, regelt im Allgemeinen auch die Normen ihrer Nutzung. Auch das wirkt auf die handelnden Personen, die Bediensteten ebenso wie für die zu Pflegenden.

Innerhalb der „Mauern" variieren die Schwerpunkte und somit die Ausgestaltungen von Pflege, von akuter Pflege bis zur Langzeitpflege, von der Intensivstation bis hin zur Pflege auf psychiatrischen Stationen.

Besondere Rahmenbedingungen sind hier vielfach:

- „Hausordnung“: Regeln für das Verhalten der Bediensteten, der zu Pflegenden und der Besucher
- „Dienstordnung“: Regeln (ob Berufsgesetz, Dienstvertrag oder sonstige „Vereinbarung“ bzw. Anordnung) über innerdienstliches Verhalten; insbesondere Fragen der Dienstzeit (Nacht-, Wochenend-, Feiertagsdienste etc.), aber auch besondere Verantwortlichkeiten, die Zusammenarbeit zwischen den Berufszweigen, Verwaltungsfragen, Qualitätsmanagement und Kontrolle bis hin zum Beschwerdemanagement
- „Selbstverständnis“ der Institution: Leitbild bzw. Organisationskultur, dazu zählt auch die Hierarchie in der Organisation; das Berufsbild der verschiedenen Professionen
- Die Ausstattung mit Ressourcen, Arbeitsmitteln (von der Dienstkleidung bis zum PC) und „nicht-materiellen“ Angeboten (Peer-Angebot u. ä.)
- Von Bedeutung sind aber auch die Dienstgeberpflichten und die Tatsache, dass es in aller Regel eine Personalvertretung bzw. einen Betriebsrat gibt, der die Interessen der Bediensteten im Auge hat.

5.1.1 Das stationäre Setting

Im stationären Setting kommen folgende Rahmenbedingungen hinzu:

- Patienten sind in der Regel über einen bestimmten Zeitraum hinweg in der Institution aufhältig, durchlaufen dabei vielfach mehrere Einheiten der Organisation und das damit verbundene Informations- bzw. Schnittstellenmanagement
- Die einzelnen Patienten, ihre Persönlichkeit und der konkrete Grund ihrer Anwesenheit bzw. letztlich die jeweilige Abteilung der Institution

5.1.2 Das ambulante Setting

Für das ambulante Setting gilt Ähnliches. Wesentliche Unterschiede sind die Verweildauer der Patienten und die Arbeits- und Organisationsabläufe. Dies betrifft in weiterer Folge auch die Erwartungshaltungen im Zusammenhang mit der Nutzung einer Gesundheitseinrichtung: Menschen rechnen mit einer kurzen Aufenthalts- und Behandlungsdauer („ambulant" = „im Vorübergehen").

Ein wesentlicher Aspekt für die Pflege ist es hier, Patienten zu orientieren und den Aufenthalt möglichst unkompliziert zu gestalten. Mögliche Maßnahmen sind die optisch möglichst freundliche Gestaltung des Ambulanzbereiches, ausreichende, gut sichtbare, klare und ansprechende Informations- und Leitsysteme sowie klar verständliche, übersichtlich gestaltete Formulare und Hilfsmittel. Für die Pflegepersonen selbst ist eine vorbereitende Auseinandersetzung mit den häufigsten Fragen, die Patienten und Angehörige stellen könnten, hilfreich. Um sich nicht ständig „im Fokus" zu fühlen, können für das Personal Rückzugsgelegenheiten und entsprechende Räumlichkeiten entlastend wirken.

5.2 Das extramurale Setting

Die Besonderheit dieses Settings ist, dass nicht der Patient zur Pflegeperson kommt, sondern umgekehrt. Die Pflegeperson befindet sich somit in „fremder" Umgebung. Vielfach ist der Patient (oder dessen Angehörige) der Verantwortliche für die „Hausordnung", ist es doch seine Umgebung, die von ihm geprägt ist. Damit verbunden sind ganz praktische Fragen, etwa, ob die zur Versorgung notwendigen Mittel vor Ort sind, oder die Frage nach den hygienischen Umständen.

Auch die Zeit ist anders strukturiert als im intramuralen Setting. Pflege im extramuralen Bereich geht von stundenweiser Pflege bis hin zur ganztägigen Aufgabe (rund um die Uhr). Die Zeit ist oft begrenzt, allerdings hat der Patient innerhalb seiner Umgebung „exklusiven" Status – die Pflegeperson muss ihre Aufmerksamkeit nicht auch auf andere Patienten richten.

Zu bedenken ist auch, dass die Lebensumstände der Patienten unmittelbar spürbar werden. Das pflegerische Handeln ist wohl nie vollständig von den Eindrücken des Lebensraums dieses Patienten zu trennen. Auf besondere Weise stellt sich in solchen Pflegeformen deshalb auch die Frage der persönlichen Beziehung zwischen Pflegeperson und Patient und damit des Umgangs mit Nähe und Distanz.

Diese besonderen Herausforderungen müssen bereits in der Ausbildung klargemacht werden.

Im Berufsalltag können begleitende Angebote entlasten und die Möglichkeit zur Bearbeitung schaffen: Supervision, Planung von Pausen und Rückzugsmöglichkeiten, auch in Absprache mit den Klienten und deren Familien. Dazu müssen Pflegepersonen das offene Gespräch suchen. Sie sollten dabei den beiderseitigen Nutzen in den Vordergrund stellen: Indem sie Entlastungsmöglichkeiten thematisieren und in Anspruch nehmen, schonen sie ihre eigene Gesundheit und steigern die Arbeitszufriedenheit, was letztlich auch dem Klienten nützt.

5.3 Die Langzeitpflege

Hier kommt zu den oben genannten Rahmenbedingungen noch die besondere Wirkung des Faktors „Zeit": Pflegepersonen haben mit Patienten i. d. R. über einen langen Zeitraum hinweg zu tun. Darüber hinaus konzentriert sich eine Pflegeperson hier häufig auf einige wenige Patienten oder Klienten. Damit werden Persönlichkeitsmerkmale, Verhaltensmuster und der besondere Einfluss des jeweiligen Krankheitsgeschehens deutlicher spürbar. Das „Nähe-Distanz-Problem" ist davon maßgeblich beeinflusst.

Hier gilt das schon beim extramuralen Setting Erwähnte; gerade in der Langzeitpflege kann es auch für die Pflegepersonen unterstützend sein, die besondere zeitliche Bindung an Klienten angeleitet zu reflektieren. Sie können und sollten diesen Aspekt auch den Klienten gegenüber thematisieren. Darüber hinaus empfiehlt sich für Pflegepersonen in der Langzeitpflege die sogenannte Job Rotation. Damit sollten allzu lange und „einseitige" Arbeitsverhältnisse vermieden werden.

5.4 Arbeitsmedizin und betriebliche Gesundheitsförderung im Pflegebereich

Angehörige von Pflegeberufen arbeiten nicht nur mit Patienten an und für deren Gesundheit, sondern sind in ihrem eigenen beruflichen Umfeld naturgemäß auch mit Fragen persönlicher Gesundheit beschäftigt. Persönliche Gesundheit steht hier in besonders engem Zusammenhang mit dem Setting. Hier kommen Arbeitsmedizin und betriebliche Gesundheitsförderung auch für Gesundheitsberufe in den Blick. Unter dem Aspekt der Vorbildwirkung besteht hier eine ganz besondere Verantwortung, die auch im Betrieb argumentiert werden sollte.

Für jede Branche gilt: Arbeitsmedizin und berufliche Gesundheitsförderung müssen die konkreten Besonderheiten und Bedingungen des jeweiligen Settings bedenken und im Sinne der Gesundheit zu beeinflussen versuchen.

Die Grundlagen der **Arbeitsmedizin** sind im Wesentlichen gesetzlich geregelt. In Österreich sind dies z. B. das Bundes-Bedienstetenschutzgesetz und das ArbeitnehmerInnenschutzgesetz, in Deutschland das Arbeitsschutzgesetz, in der Schweiz Unfallversicherungsgesetz und Arbeitsgesetz. Arbeitsmedizinische Maßnahmen erfolgen meist in Kooperation mit den jeweiligen Organisationsverantwortlichen, unmittelbaren Vorgesetzten und den Personalvertretungsorganen. Aufgabe der Arbeitsmedizin ist einerseits die Risiko- und Gefahrenminimierung, d.h. auch die Prävention von Krankheiten und Schädigungen, andererseits die Unterstützung und Förderung gesundheitsdienlicher Maßnahmen. Zu diesen Maßnahmen zählen z.B. entsprechende Unterweisung, Schutzkleidung, verpflichtende vorbeugende Untersuchungen, regelmäßige Begehung von Betriebsstätten zur Sicherheitsüberprüfung, Vorschreibung bestimmter Arbeitsmittel, die Wartung bzw. der Austausch von Arbeitsmitteln, Festlegung und Überprüfung von Grenzwerten, aber auch ein angemessenes Verhältnis zwischen Arbeits- und Ruhezeit.

Wer im Rahmen der Arbeitsmedizin wofür zuständig ist, orientiert sich an den rechtlichen Vorgaben. Die Funktionen, die hierzu besetzt werden müssen, und die Prozesse, die es umzusetzen gilt, sind in den oben genannten Gesetzen, dazu ergangenen Verordnungen und in Selbstverpflichtungen von Arbeitgebern (z.B. Vereinbarungen mit Personalvertretung/Betriebsrat) niedergeschrieben. Mindestanforderung ist die Einhaltung der rechtlichen und der individuell angeordneten und verschriftlichten Standards im jeweiligen Betrieb.

Die Einhaltung der Standards und der jeweils gültigen Rechtsvorschriften sind Minimalanforderung der Arbeitsmedizin und sollten für Institutionen und Angehörige des Gesundheitswesens außer Streit stehen. Bei der Organisations- und Personalentwicklung sollten sie (u.a.) handlungsleitend sein.

Betriebliche Gesundheitsförderung geht ihrem Wesen nach über arbeitsmedizinische Grundlagen hinaus. Sie orientiert sich ebenfalls an verschiedenen Rechtsvorschriften, hat allerdings projektähnlichen Charakter bzw. wird in Form von Projekten und einzelnen Maßnahmen umgesetzt.

Diese sind keine Vorschriften, sondern erfolgen auf freiwilliger Basis. Sie legt den Fokus auf die Gesundheit und (im Zusammenhang damit) die Arbeitszufriedenheit der einzelnen im Betrieb beschäftigten Menschen. Besonders zum Tragen kommen hier die Idee der Ganzheitlichkeit und der Teilhabe. In welcher konkreten Form dies gelebt wird, hängt von der Institution und den beteiligten Personen ab.

Betriebliche Gesundheitsförderung sollte sich ständig und regelmäßig mit dem jeweiligen Setting auseinandersetzen und sich an ihm orientieren: Wie sollte das Setting gestaltet werden, um gesundheitsförderlich zu wirken? Dabei sind alle lebensweltlichen Aspekte dieses Settings zu berücksichtigen – über die (arbeitsmedizinisch) rechtliche Basis hinaus. Gesundheitsfördernde Maßnahmen sollen nicht aufgrund einer rechtlichen Vorschrift implementiert werden, sondern weil sie der Gesundheit der Menschen dienen.

Das Feld möglicher Maßnahmen ist dabei nahezu unerschöpflich: Es kann um die Gestaltung von Arbeitsabläufen, Fragen der Dienstzeit, die Frage nach der Sinnhaftigkeit einzelner Tätigkeiten und Partizipationsmöglichkeiten bei Entscheidungen ebenso gehen wie um Ernährungs- und Bewegungsangebote, Informationsveranstaltungen und Schulungen oder Beratungen, bis hin zu Teambuilding und sozialen Maßnahmen: etwa gemeinsamen Aktivitäten, Gestaltung der Arbeitsplätze, Peer-Support, Supervision oder die Veränderung der Besprechungskultur.

Welche Maßnahmen auch immer zum Tragen kommen: Die Idee dabei ist, dass eine gesundheitsförderliche Arbeitsorganisation mit zufriedenen Menschen es erleichtert oder überhaupt erst ermöglicht, andere auf dem Weg der Gesundheitsförderung mitzunehmen.

5.5 Tipps für die Pflege

Persönliche Gesundheit: Das Setting

Denken Sie über das Setting, in dem Sie Ihre beruflichen Aufgaben erfüllen, nach.

- Was sind die Besonderheiten in Ihrem Setting? Was sind die herausfordernden Aspekte? Was sind stärkende Elemente?
- Welche Ressourcen sind in Ihrem Setting schon vorhanden? Welche können noch gesucht/gefunden werden?
- Gibt es gesundheitsförderliche Aspekte? Welche? Wie können sie noch ergänzt werden?
- Welche Möglichkeiten eröffnen Hausordnung oder Dienstordnung in Ihrem Betrieb?
- Welche Unterstützung haben Sie in Ihren Vorgesetzten, KollegInnen, MitarbeiterInnen?
- Was können Sie gestalterisch ins Setting einbringen?

Diese Fragen müssen Sie nicht nur sich selbst stellen. Sie können auch Eingang in Besprechungen mit Vorgesetzten, mit dem Betriebsrat, der Personalvertretung oder auch in den „Kaffeeklatsch" finden. Thematisieren Sie diese Fragen, wo Sie die Gelegenheit als passend empfinden. Jede Antwort darauf kann ein Mosaikstein der Gesundheitsförderung sein. Wichtig ist, dass Sie eine positive Perspektive einnehmen: Was ist das Ziel? Was soll möglich werden, und welche Grundlagen sind schon vorhanden?

Arbeitswelt und pflegerisches Selbstverständnis

„Generalisierte Widerstandsressourcen" beeinflussen Situationen aller Art und erhöhen die Widerstandsfähigkeit einer Person. Es handelt sich dabei sowohl um innere (persönliche) als auch um äußere (umweltbedingte) Faktoren. Diese spielen auch im pflegerischen Handeln eine wichtige Rolle. Pflegende gestalten nicht nur ihre Interaktion mit dem Patienten, sondern auch maßgeblich die pflegerische Umgebung.

Wenn salutogenetische Aspekte in die Pflege einfließen sollen, werden die Haltung dem Patienten gegenüber sowie die Maßnahmen zur Förderung seiner Gesundheit neu zu überdenken sein – und gegebenenfalls zu verändern. Erweitern Sie Ihre pflegerische Haltung um die salutogenetische Perspektive:

- Überdenken Sie Ihr Verständnis von Gesundheit. Sie ist kein „produzierbarer Artikel"! Gesundheit kann nur ermöglicht, nicht erzeugt werden. Pflegende können dazu einen Beitrag leisten oder Umstände schaffen, die Gesundheit ermöglichen. Dies ist ein aktiver Prozess, in dessen Mittelpunkt der Patient steht, der die Hauptarbeit leistet. Pflegerische Aufgabe ist es, Patienten dabei zu unterstützen.
  Wie können Sie Ihre Patienten oder Klienten dabei noch besser unterstützen?
- Ressourcenorientiertes Denken ist unverzichtbar. Nicht nur Defizite sollen gesehen werden, sondern auch die gesunden, entwicklungsfähigen Seiten.
  Wo sehen Sie bei Ihren Patienten oder Klienten gesunde, entwicklungsfähige Aspekte? Wie können Sie diese fördern?
- Der Patient oder Klient ist ein aktives, selbstverantwortliches und lernfähiges Individuum, ein Experte für seine eigene Gesundheit. Die Pflegeperson begleitet und berät ihn mit dem Ziel, seine Selbstverantwortung und Eigeninitiative für seine Gesundheit zu stärken.
  Wie können Sie die gesundheitliche Selbstverantwortung Ihrer Patienten oder Klienten stärken?
- Das Kohärenzgefühl der Patienten soll gestärkt, ihre Ressourcen sollen aktiviert werden. Das Kohärenzgefühl soll für den Patienten erfahrbar gemacht werden, indem die Pflegeperson es dort, wo es vorhanden

ist, erfasst und positiv stärkt. Dies setzt ein dialogisches Verständnis zwischen Pflegeperson und Patienten voraus, das heißt Kommunikation auf Augenhöhe, die den Betroffenen anerkennt (und dies nicht nur verbal, sondern auch mit nonverbalen Mitteln und durch Handlung). Achten Sie auf Ihre Wahrnehmung, versuchen Sie Unstimmigkeiten zu klären, Bedürfnisse und Möglichkeiten des Patienten zuzulassen und ihn zu stärken.
Worin können Ihre Patienten besonderen Sinn sehen, wie können sie sich ihrer Ressourcen bewusst werden? Welchen Beitrag können Sie dazu leisten, das Kohärenzgefühl Ihrer Patienten zu stärken?

6 Methoden der Gesundheitsförderung: Wie macht man das?

Neben den theoretischen Grundlagen ist die wichtigste Frage der Gesundheitsförderung jene nach den Methoden. Nur mit den entsprechenden Mitteln kann das erworbene Wissen auch – im Sinn der Patienten und Klienten – umgesetzt werden.

Auch die beste Idee oder das beste Konzept wirkt nur, wenn die Methoden – das „Wie" der Anwendung – gut und angemessen eingesetzt werden. Dazu ist es erforderlich, die Methoden, ihre Stärken und ihre Grenzen zu kennen. Darüber hinaus soll die Methode auch zu ihrem jeweiligen Anwender und zum Klienten passen.

Zwei zentrale Methoden der Gesundheitsförderung sind die Beratung und der Gesundheitsprozess. Sie werden im Folgenden näher beschrieben.

6.1 Die Beratung

Beratung, Aufklärung und Information gehören zu den zentralen Aufgaben der Pflege. Professionelle Beratung setzt ein, wenn die persönlichen Fähigkeiten einer Person zur Problembewältigung nicht mehr ausreichen.

Professionelle Beratung soll auf therapeutischer Grundlage das Verhalten, die Gefühle und die Gedanken einer Person erkunden, verstehen und zu verändern versuchen. Sie bietet Unterstützung, Hilfe und Beistand bei der Bewältigung von gesundheitlichen Fragestellungen.

Beratung kann spezifische Probleme ansprechen und mögliche Lösungen anstoßen. Sie kann dabei unterstützen, Entscheidungen zu treffen, Krisen zu bewältigen, Einsicht und Wissen zu gewinnen, innere Konflikte zu bearbeiten oder Beziehungen zu verbessern. Der Berater soll die Arbeit des Klienten erleichtern und dabei dessen Werte, seine persönlichen Ressourcen und die Fähigkeit zur Selbstbestimmung respektieren. Die Ziele orientieren sich an den Bedürfnissen des Klienten im Einzelfall.

Beratung soll nur Informationen geben. Sie soll hingegen nicht Ratschläge geben, trainieren, disziplinieren, leiten, empfehlen, überzeugen, instruieren oder analysieren. Beratung ist letztlich ein Weg der Hilfe zur Selbsthilfe.

6.1.1 Theoretische Grundlagen für die Beratung als Verhaltensänderung

Beratung

- ist der Versuch, auf therapeutischer Grundlage das Verhalten, die Gefühle und die Gedanken einer Person zu erkunden, zu verstehen und sie zu verändern,
- will dem Klienten eine befriedigendere und erfülltere Lebensweise ermöglichen,
- sollte dann einsetzen, wenn die persönlichen Fähigkeiten einer Person nicht (mehr) ausreichen, um ein Problem zu bewältigen.

Grundlage für angemessene Beratung sind verschiedene Theorien der Verhaltensänderung.

Dazu zählen unter anderem:

- das Health-Belief-Modell,
- die Theory of Reasoned Action,
- die Theory of Planned Behavior,
- das Gesundheitsaktionsmodell und
- das Modell der stufenweisen Veränderung.

(vgl. Ewles/Simnett, 1999)

Das aus den 1950er-Jahren stammende **Health-Belief-Modell** geht davon aus, dass menschliches Handeln und somit auch das Gesundheitsverhalten von Vernunft bestimmt ist. Es geht von bestimmten Faktoren aus, die es ermöglichen sollen, Gesundheitsverhalten vorherzusagen bzw. zu planen. Dazu zählen

- Verwundbarkeit: Menschen, die sich als empfänglich für Erkrankungen empfinden, zeigen eher vorbeugendes Verhalten und befolgen ärztliche Anweisungen als Menschen, die sich für wenig verwundbar halten.
- „Schweregrad" von Symptomen: Wer Krankheitszeichen für harmlos hält oder auch unterschätzt, zeigt nicht das entsprechende Gesundheitsverhalten.
- Die demografische und soziopsychologische Variable, d.h. die Erwartung, dass Maßnahmen zur Krankheitsvorbeugung oder -behandlung wirksam sind.
- Diese Erwartung führt zu einer „Kosten-Nutzen-Abwägung": Entspricht der Aufwand eines gesundheitsunterstützenden Verhaltens auch dem Nutzen?
- Externe und interne Handlungsreize wirken zusätzlich darauf ein, ob ein Gesundheitsverhalten gezeigt wird oder nicht. Das können auch Teilerfolge sein, etwa die Reduktion des Körpergewichts, die Fähigkeit zu Dingen, die man lange nicht mehr konnte, besseres Schlafverhalten, Komplimente von außen, vergrößerte soziale Teilhabe, aber auch Geldersparnis.

Die **Theorie des rationalen Handelns** umfasst vier Elemente des Verhaltens, die zueinander in Beziehung stehen:

- die Handlung (z.B. „fettarm essen"),
- deren Ziel bzw. Gegenstand (z.B. Obst),
- der Kontext bzw. Zusammenhang (z.B. geselliges Essen) und
- der Zeitpunkt (z.B. Abendessen).

Das Modell geht davon aus, dass Handlungen vor allem durch Intentionen (Absichten) bestimmt werden. Je genauer die Intention, desto besser gelingt eine Vorhersage, weil zwischen beiden eine kausale Beziehung besteht. Doch nicht immer verhalten sich Menschen entsprechend ihrer Absicht, sei es aus mangelnder Erfahrung oder weil der Abstand zwischen der Beschlussfassung und dem Zeitpunkt der Handlung zu groß ist.

Absichten werden von Einstellungen, subjektiven Normen und Überzeugungen beeinflusst. Subjektive Normen sind Vorstellungen einer Person davon, was andere von ihr erwarten. Diese Faktoren haben unterschiedlich großen Einfluss auf die Intention. Einstellungen und subjektive Normen wiederum werden von Überzeugungen beeinflusst. Diese können persönlich (z. B. „Wenn ich rauche, dann mindert das meine Fitness") oder normativ sein (z. B. „Meine Mutter findet, ich sollte nicht rauchen").

Dieses Modell wurde weiterentwickelt und um den Faktor der „wahrgenommenen Verhaltenskontrolle" ergänzt. Das Ergebnis ist die sogenannte „Theorie des geplanten Verhaltens".

Die **Theorie des geplanten Verhaltens** berücksichtigt, dass man zwar ein Verhalten beabsichtigen kann, die willentliche Kontrolle, dieses umzusetzen, aber von Gelegenheiten und Ressourcen beeinflusst wird. Zur Einstellung und subjektiven Norm, die auf die Intention wirken, kommt hier also noch die wahrgenommene Verhaltenskontrolle (d. h. das Ausmaß der Kontrollierbarkeit und Kompetenz, wie es die betreffende Person einschätzt). Will man gesundheitsbezogenes Verhalten ändern, muss man über Einstellung, Norm und Verhaltenskontrolle in die persönlichen Überzeugungen eingreifen. In diesem Fall wird Beratung eine weniger angemessene Methode sein, eher eignen sich z. B. ein Training oder eine Unterweisung.

Dieses Modell hilft jene Faktoren zu erkennen, die gesundheitsbezogenes Verhalten beeinflussen, um dort mit entsprechenden Maßnahmen ansetzen zu können.

Das **Gesundheitsaktionsmodell (Health-Action-Model, HAM)** rückt die Selbstachtung als wichtigen Einflussfaktor auf das Verhalten in den Mittelpunkt. Es geht davon aus, dass Menschen mit hoher Selbstachtung und positiver Auffassung von sich selbst eine höhere Motivation für eine gesunde Lebensführung haben. Personen mit geringem Selbstwertgefühl hätten demgegenüber den Eindruck, nur eingeschränkte Kontrolle über ihr Verhalten zu besitzen, und hielten sich für Opfer des Schicksals. Bevor Menschen in der Lage sind, ihren Lebensstil zu ändern, ist es also notwendig, dass sie entsprechende „Lebenseigenschaften" – wie z.B. eine positive Grundeinstellung – erlernen.

Das HAM stellt eine Vielzahl psychologischer, sozialer und umweltbedingter Einflüsse fest, die auf Gesundheitsentscheidungen einwirken. Es bietet Erklärungen dafür, wie diese Einflüsse arbeiten. Das Modell postuliert, dass Entscheidungen in Gesundheitsfragen durch unseren Glauben, unsere Werte und unsere Motivation beeinflusst werden. Auch die Haltung, mit der wir die Reaktion anderer Personen auf Verhalten erwarten, spielt eine große Rolle, ebenso wie Lebenseinstellung und Selbstwertgefühl.

Ansatzpunkt des HAM ist die Stärkung bzw. Steigerung der Kontrolle der Patienten über ihr Leben. Gesundheitsförderung soll demzufolge nicht nur Informationen zur Verfügung stellen und die Vor- und Nachteile verschiedener Verhaltensmuster auflisten. Viel wichtiger sei es, den Menschen dabei zu helfen, sich wohl zu fühlen, sich selbst zu schätzen und jene Fähigkeiten zu erlernen, die ihnen helfen, sich zu behaupten. Es gilt ein Umfeld zu schaffen, das gesundheitsbewusste Entscheidungen erleichtert oder sogar nahelegt, statt als Hindernis zu fungieren.

Das Modell der stufenweisen Veränderung

Modelle, die annehmen, dass Menschen bei der Änderung ihres Verhaltens einen kontinuierlichen Prozess durchlaufen, werden als lineare Modelle der Gesundheitsverhaltensänderung bezeichnet. Ihnen stehen die sogenannten Stufenmodelle gegenüber.

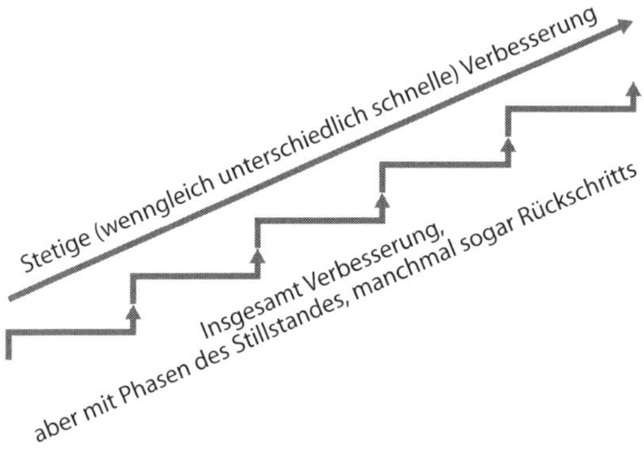

Abb. 6: Lineare vs. stufenweise Modelle der Veränderung

Eine hilfreiche Methode ist die Beobachtung der einzelnen Phasen der Veränderung und ihrer Übergänge (Modell der stufenweisen Veränderung). Untersuchungen zeigen, dass die aus diesem Modell gewonnenen Erkenntnisse zur Veränderung des Gesundheitsverhaltens eingesetzt werden können und dort gut wirksam sind.

Das Modell der stufenweisen Veränderung beschreibt zunächst eine Anzahl von Phasen, die eine Person während des Prozesses der Verhaltensänderung durchläuft. Diesen Phasen muss der Gesundheitsberater sich ganzheitlich nähern, wobei er diverse Faktoren zu berücksichtigen hat: z. B. die Rolle der persönlichen Verantwortung, den sozialen Druck oder verschiedene Umweltbedingungen, die dem individuellen Veränderungspotenzial Grenzen setzen. Das Modell zeigt eine Vielfalt an Möglichkeiten auf, wie der Berater auf den Patienten einwirken kann.

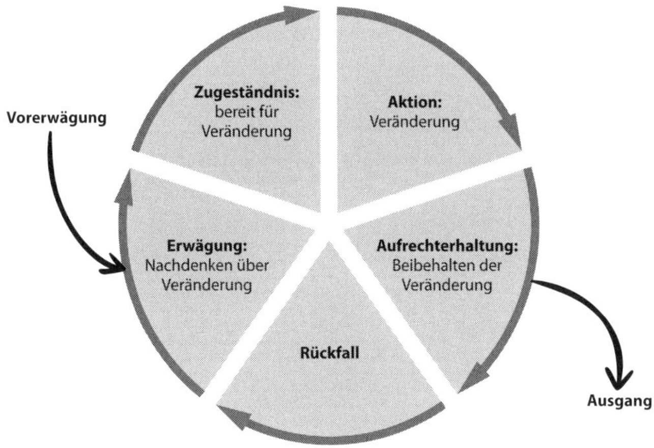

Abb. 7: Phasen der Veränderung des Gesundheitsverhaltens

- **Vor-Erwägungsphase (Präkontemplation)**
  Diese Phase geht dem Eintritt in den Wandlungskreis voraus. Sie ist eine Zeit der ersten Betrachtung. Hier hat der Betreffende noch kein Bewusstsein für die Notwendigkeit einer Verhaltensänderung, akzeptiert sie nicht oder hat keine Motivation, etwas zu verändern.
- **Erwägungsphase (Kontemplation)**
  Diese Phase eröffnet den Kreis der Veränderung. In dieses Stadium tritt ein Mensch ein, wenn er ausreichend Motivation hat, eine Verhaltensänderung ernsthaft zu erwägen.
- **Zugeständnisphase (Präparation)**
  Wenn sich der Betreffende im Kreis weiterbewegt, gelangt er in die Zugeständnisphase. Hier wird die Entscheidung für eine bestimmte

Verhaltensänderung getroffen (z. B. mit dem Rauchen aufzuhören oder mehr Sport zu betreiben).

- **Aktionsphase (Action)**
  Der nächste Abschnitt ist die Aktionsphase, in welcher der Betreffende beginnt, sein Verhalten zu ändern.

- **Aufrechterhaltungsphase (Maintenance)**
  In dieser Phase kämpft der Betreffende darum, die Veränderung beizubehalten, und probiert dabei die verschiedensten Strategien aus.

- **Stabilisierungsphase (Termination)**
  In dieser Phase wird die Verhaltensänderung automatisch und ohne Anstrengung durchgeführt.

- **Rückfallphase**
  Obwohl der Betreffende Befriedigung über die Veränderung in seiner Lebensweise empfindet, kann er typischerweise einen Rückfall erleiden (er beginnt z. B. wieder zu rauchen). Es ist jedoch sehr wichtig, hier nicht aufzuhören, sondern in die Erwägungsphase und damit – wie durch eine Drehtür – nochmals in den Kreis zurückzukehren.

- **Ausgangsphase**
  Hier hat der Betreffende seine neue Lebensführung angenommen, z. B. völlig mit dem Rauchen aufgehört.

Wenn der Gesundheitsberater erkennt, in welcher Phase sich der Klient gerade befindet, kann er gezielt darauf reagieren. So sind z. B. Maßnahmen, die eine Verhaltensänderung unterstützen, für diejenigen sinnvoll, die sich in der Aktions- bzw. Aufrechterhaltungsphase befinden.

Dieses Modell erlaubt es, innerhalb weniger Minuten zu erkennen, welche Art von Unterstützung ein Klient gerade benötigt, und die entsprechenden Informationen oder Maßnahmen zur Verfügung zu stellen. Da es in der Gesundheitsförderung bereits vielfach verwendet wird, ist seine Kenntnis grundlegend für das Verständnis vieler Diskussionen und Meinungsverschiedenheiten.

Tab. 8: Die Stadien im Modell der stufenweisen Veränderung

Stadium	Charakteristik	Aussagen eines Betroffenen
Präkontemplation	Zielverhalten wird nicht ausgeführt (z. B. dreimal in der Woche Sport zu betreiben)	„Ich mache eigentlich nie Sport und habe auch noch nicht darüber nachgedacht, dies zu ändern"
Kontemplation	Zielverhalten wird nicht ausgeführt, es wird abgewogen, ob man das Zielverhalten ausüben will (aber es steckt noch keine Absicht dahinter)	„Ich mache nie Sport; ich denke darüber nach, walken zu gehen"
Präparation	Zielverhalten wird nicht ausgeführt, es besteht aber bereits die feste Absicht, das Verhalten zu ändern; erste Vorbereitungen werden getroffen	„Ich mache nie Sport; aber ich habe vor, dreimal die Woche walken zu gehen" (evtl. werden Walkingstöcke gekauft)
Action	Zielverhalten wird seit kurzer Zeit ausgeführt	„Ich gehe dreimal in der Woche walken"
Maintenance	Zielverhalten wird seit längerer Zeit ausgeführt	„Jetzt gehe ich schon den zweiten Monat dreimal in der Woche walken"
Termination	Zielverhalten wird seit längerer Zeit automatisiert ausgeführt; die Wahrscheinlichkeit, das Verhalten aufzugeben, ist gleich Null	„Dreimal die Woche zu walken gehört zu meinem Leben wie das Zähneputzen"

(nach Renneberg/Hammelstein, 2006)

6.1.2 *Salutogenetische und gesundheitsfördernde Aspekte der Beratung*

Eine gesündere Lebensführung hat in vielerlei Hinsicht Vorteile: Sie kann das Wohlbefinden erhöhen, den Gesundheitszustand verbessern, Selbstwertgefühl und Selbstachtung steigern und das Bewusstsein bringen, autonom über einen gewissen Lebensbereich zu bestimmen und den eigenen Bedürfnissen nicht wehrlos ausgeliefert zu sein. Die Aussicht, sein Leben nach seinen eigenen Vorstellungen zu gestalten, steigert die Bereitschaft des Patienten oder Klienten zu einer gesünderen Lebensweise. Selbstmotivation ist eine wichtige Triebfeder für eine Veränderung der Lebensführung.

Zur Stärkung der Selbstmotivation bieten sich verschiedene Vorgehensweisen an. Wählt man z.B. das Modell der stufenweisen Veränderung, können die Klienten ihre Fortschritte selbst mitverfolgen – der Patient wird durch kleine Schritte zum Erfolg ermutigt. So kann er durch schrittweise Erfolge motiviert werden und muss nicht nach dem „Alles-oder-nichts-Prinzip" agieren. Auch die Erkenntnis, dass ein Rückfall nicht das Ende aller Bemühungen bedeutet, hilft die Motivation zu bewahren.

Weitere Methoden sind Gruppenarbeit, experimentelles Lernen, Einzelberatung, Therapie oder Empfehlungen.

Gruppenarbeit nützt die unterschiedlichen Perspektiven der teilnehmenden Personen. Die Handlungsfähigkeit hängt dabei stark von der Gruppengröße ab – ideal sind etwa sechs Personen. Wichtig sind darüber hinaus eine klare Aufgabenstellung und ein strukturierter Umgang mit den Ergebnissen.

Beim experimentellen Lernen wird ein Experiment als Anlass bzw. Mittel und/oder Zweck des Lernens genutzt. Die Methode ist anschaulich; Ziel ist meist eine Verhaltensänderung, beispielsweise im Bereich der Ernährung.

Selbstmotivation bzw. die Stärkung des Selbstwertgefühls bedeutet die Veränderung der Art und Weise, wie Menschen sich selbst beurteilen. Ziel ist es, ihnen dabei zu helfen, kritisch über ihre Werte und Einstellungen nachzudenken, ihr eigenes Wertesystem zu hinterfragen und gegebenenfalls neu zu schaffen. Dieses Vorgehen steht im Gegensatz zu herkömmlichen Methoden, wo man großteils darauf baut, die „richtige" Haltung und die „richtigen" Werte durch „Lernen" zu erreichen.

Selbstmotivation beruht auf der Idee, dass das Gehirn bevorzugt Dinge verknüpft, die zeitlich unmittelbar nebeneinander liegen. So kann der Klient (möglichst oft und zielgerichtet) versuchen, das Selbstsystem z. B. durch Äußerung von Gefühlen oder die Beschreibung der Körperwahrnehmung zu aktivieren und möglichst gleichzeitig das System der Emotionen zu aktivieren, z. B. durch Ermutigung und gute Laune. Dies erfordert aber praktisch (vor allem in der Anfangszeit) Unterstützung und Hilfe durch eine beratende Person. Diese Person sollte jemand sein, von dem sich der Klient verstanden fühlt, die in der Lage ist, sein Selbstsystem zu aktivieren und die es schafft, ihn zu ermutigen und in positive Stimmung zu versetzen.

Letztlich wird sowohl auf die Unterstützung (die Inanspruchnahme von Ressourcen) wie auch auf einen Eigenbeitrag im Sinne des Empowerment gesetzt.

Um zu helfen, empfiehlt sich ein **Vorgehen in drei Schritten**:

1. Förderung des (kognitiven) Verständnisses der Situation,
2. professionelle Beratung,
3. Gespräch über Sinn und Bedeutung der Situation für das Leben des Patienten oder Klienten.

In der Praxis erfolgen diese drei Schritte auch gleichzeitig bzw. gehen ineinander über.

Fördern des (kognitiven) Verständnisses der Situation

Um mit einer neuen Anforderung zurechtzukommen, muss der Patient zunächst die Situation klar sehen und verstehen. Aufgabe der Pflege ist es daher, die Situation zu klären und zu helfen, das Problem kognitiv zu verarbeiten. Alle Schwierigkeiten, die durch eine neue Situation auftreten, sollen durch gezielte Fragestellungen an den Patienten klar dargelegt werden (Fragen zur privaten Situation, zur Arbeitssituation etc.). Dazu kann auch das Anamnesegespräch herangezogen werden. Auf diese Weise kann die Pflegeperson erkennen, wo die Probleme des Patienten liegen und welche Informationen er benötigt.

Professionelle Beratung

Im zweiten Schritt führt die Pflegeperson eine professionelle Beratung durch. Sie erklärt, informiert und gibt allfällige Hilfsmittel, Tipps und Tricks weiter. So kann der Patient auf der Basis sachlicher Informationen die Situation realistischer einschätzen. Er erkennt eigene Handlungsmöglichkeiten, durch die er selbst etwas zur Verbesserung der Situation beitragen kann. So fühlt er sich der Sitation eher mächtig – er fühlt sich ermächtigt. Die Bewältigung der Situation steht im Mittelpunkt. Ziel ist es, die Überzeugung zu vermitteln, dass Probleme lösbar sind. Um das zu erreichen, müssen die Ressourcen des Patienten (z. B. manuelle Geschicklichkeit) zunächst freigelegt werden, damit sie im nächsten Schritt gestärkt werden können. Es sollten aber auch Hilfsangebote aus der Umgebung durchgedacht werden (Selbsthilfegruppen, Erfahrungsaustausch, Hilfestellung durch Angehörige etc.). Weitere Schulungsangebote durch die Pflegeperson (z. B. regelmäßige Termine in einer Ambulanz) geben einen klaren Ausblick, wie es weitergeht, und vermitteln so den Eindruck, dass die Situation zu bewältigen ist.

Gespräch über Sinn und Bedeutung der Situation für das Leben des Patienten

Das Gefühl des Patienten, dass die Situation in seinem Leben für ihn persönlich sinnhaft ist, ist für Pflegepersonen schwer zu beeinflussen. Ebenso wie Gesundheit ist der persönliche Lebenssinn kein beliebig produzierbarer Artikel. Pflegende können keinen Sinn „liefern". Sie können aber auf Fragen empathisch reagieren und auf Äußerungen, die dieses Thema berühren, vorbereitet sein. In Gesprächen, in denen der Lebenssinn thematisiert wird oder in denen entsprechende Äußerungen fallen, sollten sie darauf reagieren, offene Fragen stellen und den Patienten in seinen Antworten ernst nehmen. „Privatansichten" von Pflegenden sind hier fehl am Platz. So sollten etwa auf die Frage „Was gibt Ihrem Leben Sinn? Was ist wertvoll für Sie? Wenn Sie an morgen denken, inwiefern lohnt sich der morgige Tag?" religiöse Äußerungen des Patienten nicht mit Ablehnung quittiert werden.

Durch eine konsequente Haltung der Pflegenden und konsequente Anwendung der Schritte lässt sich die Wahrscheinlichkeit, dass das Handeln erfolgreich ist, deutlich steigern.

6.1.3 Gesundheitsbiografie

Ein Aspekt muss zur Gesundheitsberatung herausgestrichen werden: In jeder Beratung ist der Mensch, um den es geht, ernst zu nehmen – mitsamt seiner gesundheitlichen Geschichte. Jeder Mensch hat seine eigene „Gesundheitsbiografie". Diese erschöpft sich ausdrücklich nicht in der Aufzählung und Datierung von Erkrankungen und Unfällen! Vielmehr geht es – und auch hier kommen wieder die salutogenetische Sichtweise und der Fokus auf den positiven Elementen ins Spiel – um eine Lebensgeschichte der Gesundheit. Die Fragen dazu können lauten: Wann, unter welchen

Umständen und warum sind Menschen zu bestimmten Zeiten, in bestimmten Situationen gesund bzw. fühlen sich so? Was sind die Ursachen für ihr Verständnis von Gesundheit? Was sind die Ressourcen, die jeweils zu Gesundheit beigetragen haben? Unter welchen Umständen treten sie zutage? Welche Umstände begünstigen die Nutzung dieser Ressourcen? Welche Lebensereignisse haben Freude bereitet, Kraft gegeben? Welche Umstände halfen, Krankheiten zu besiegen? Welche Umstände halfen aus welchen Gründen, die Lebenssituation zu verbessern? Welche nicht? Wann waren diese Umstände gegeben, wann nicht? Was hatte das für Folgen?

Die Antworten auf diese Fragen können helfen, den einzelnen Menschen besser, d. h. genauer und angemessener beraten zu können. Nicht jede dieser Fragen muss aber einzeln gestellt werden. Es sind Leitfragen, die als Checkliste zu betrachten sind. Bei einem gut geführten Gespräch, das von aktivem Zuhören geleitet ist, beantwortet der Klient viele dieser Fragen, ohne dass sie ausdrücklich gestellt werden. Die Herausforderung für die beratende Person liegt darin, die (noch) nicht gegebenen Antworten zu erfassen und dazu gezielte, respektvolle Fragen zu stellen.

6.2 Der Gesundheitsprozess

Ebenso, wie die Pflege der Planung bedarf und in Form des Pflegeprozesses nach standardisierten Schritten erfolgt, verlangt auch die Gesundheitsförderung eine Planung nach Prozessschritten. Sie verlaufen ähnlich dem Pflegeprozess, haben aber eine andere Zielsetzung und einen anderen philosophischen Hintergrund. Während der Pflegeprozess dem naturwissenschaftlichen Ansatz folgt und analytisch geprägt ist, baut der Gesundheitsprozess auf einem humanistischen, ganzheitlichen Ansatz auf.

Gesundheitsförderung braucht die selbständige, autonome Mitarbeit eines Patienten. Dazu muss dieser in den Entscheidungsprozess miteinbezogen werden.

Tab. 9: Pflegeprozess und Gesundheitsprozess

Pflegeprozess	Gesundheitsprozess
medizinisch orientiert	sozial- und umweltorientiert
problemlösend	zielorientiert
Pflegeperson als Experte	Pflegeperson als Begleiter und Förderer
Patient als Teilnehmer	Patient als Experte
zyklischer, periodischer Prozess	synergetischer, expansiver Prozess
Kontrolle	Empowerment
Ablauf: Assessment – Datensammlung – klinisches Urteil – Vermittlung von professionellen Ratschlägen	wichtige Elemente: aktives Zuhören, Erzählung, partizipatorischer Dialog, Anerkennung von Lebenswelten

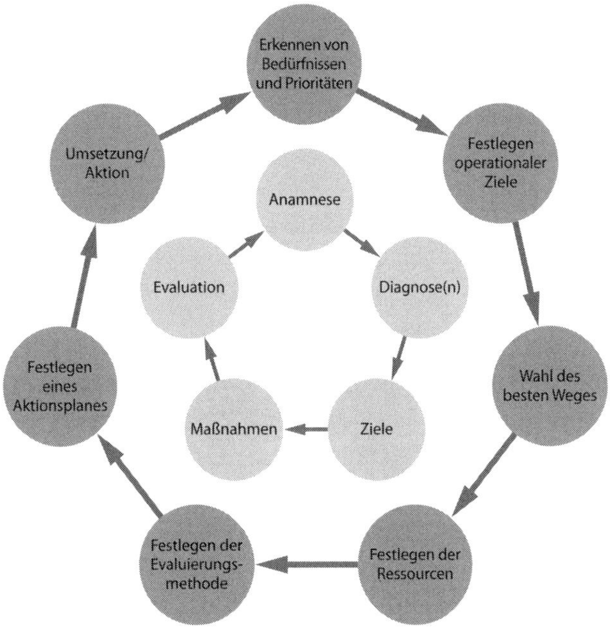

Abb. 8: Vom Pflegeprozess zum Gesundheitsprozess

Bei der Planung des Gesundheitsprozesses gilt es, drei wesentliche Fragen zu beantworten:

1. **Was will ich erreichen?**
   Es geht darum, Bedürfnisse und Prioritäten des Patienten sowie ggf. fachlich gebotene Prioritäten zu erkennen und Klarheit über persönliche Ziele zu gewinnen.
2. **Was werde ich dafür tun?**
   Dazu sind mehrere Schritte nötig:
   a) denjenigen Weg auswählen, der am besten zum Patienten passt und ihn am ehesten zum Ziel führt;
   b) festlegen, welche Ressourcen nötig sind, um diesen Weg zu gehen;
   c) einen Aktionsplan festlegen (wer macht was und wann?).
3. **Wie erkenne ich, ob ich erfolgreich war?**
   Hier gilt es einen Plan zu entwerfen, der festzustellen hilft, wie erfolgreich die Zielerreichung war (Evaluierung). Dieser Plan sollte fix in die Maßnahmenplanung einbezogen werden.
   Wenn sich der Patient selbst darüber im Klaren ist, welche Antworten auf diese drei Fragen die richtigen sind, ist er auf dem besten Wege zu einer wirksamen Gesundheitsförderung.

Der Gesundheitsprozess ist ein Kreislauf, in dem alle Prozessschritte ständig überdacht und gegebenenfalls neu angepasst werden müssen. Alle Schritte hängen miteinander zusammen: Änderungen in einem Schritt ziehen daher zwangsläufig Veränderungen der anderen Schritte nach sich. Ein veränderter Schritt ist jedoch kein verlorener Schritt!

Hat man die genannten Fragen umsichtig beantwortet und die Antworten bewusst gewählt, so ist der Weg zur Gesundheitsförderung bereits geebnet. Dann kann mit den einzelnen Schritten begonnen werden.

Fallbeispiel: Frau M.

Frau M. ist 35 Jahre alt, verheiratet und hat eine achtjährige Tochter. Sie lebt mit ihrem Gatten am Stadtrand Wiens. Als sie wegen einer Erkältung ihrer Tochter den Hausarzt aufsuchte, hat dieser sie zu einer Gesundenuntersuchung eingeladen. Nach zwei Monaten hat Frau M. sich schließlich entschlossen, diese Untersuchung vorzunehmen. Der Arzt stellt dabei einen erhöhten Blutzuckerspiegel und eine beginnende Hypertonie fest. Frau M. hat sich selbst immer als etwas rundlich, aber total gesund bezeichnet. Der Befund Adipositas Grad II und BMI von 36 erschüttert sie zutiefst.

Frau M. war noch nie krank und nimmt auch keine Medikamente. Ihr Mann ist schlank und sehr sportlich. Frau M. arbeitet in einer Dachdeckerei als Sekretärin – ihre tägliche Arbeitszeit beträgt 8 Stunden. Frau M. kocht nicht gerne. Ihr Mann und ihre Tochter essen in der Arbeit bzw. in der Nachmittagsbetreuung. Frau M. isst sehr viel kalt und immer wieder zwischendurch.

Nun ist sie vom Hausarzt in ihre Pflegepraxis überwiesen worden. Vermerk: Begleitende Verhaltensänderung erbeten.

6.2.1 Schritt 1: Erkennen von Bedürfnissen und Prioritäten

Wie lässt sich herausfinden, in welchen Bereichen Gesundheitsförderung benötigt wird? Ist es ein Bedürfnis des Patienten oder eine fachliche Notwendigkeit? Wer hat das Bedürfnis erkannt oder benannt? Ist es der Klient selbst, der Arzt, Partner, Verwandte, Angehörige …? Wenn viele verschiedene Bedürfnisse gleichzeitig bestehen oder erkannt werden, gilt es die wichtigsten und dringendsten davon in Angriff zu nehmen, also nach Prioritäten zu gliedern. Niemand kann alles gleichzeitig erledigen.

Die zentralen Methoden, die Angehörige von Gesundheitsberufen hierzu anwenden können, sind:

Fragen: Fragen ist eine Aufforderung zur Antwort und damit auch eine Aufforderung nachzudenken. Jede Frage steckt gleichzeitig Grenzen ab: Inwieweit kenne ich mich aus, wo nicht mehr? An Fragen selbst ist auch der Wissensstand einer Person ablesbar.

Wichtig ist dabei, unterschiedliche Frageformen angemessen einzusetzen und andere bewusst zu vermeiden.

- implizite (nicht offen als Aufforderung zum Nachdenken ausgesprochene) vs. explizite Fragen (offen ausgesprochene)
- offene vs. geschlossene Fragen (Was war für dich in dieser Situation von Bedeutung? vs. War das richtig?)
- Alternativfragen (War X oder Y angemessener?)
- Suggestivfragen (Finden Sie nicht auch, dass …?)
- Rhetorische Fragen (Fragen, auf die keine Antwort erwartet wird, z. B. Muss ich das schön finden?)

Es sollten vorrangig explizite, vor allem offen formulierte Fragen gestellt werden.

Erzählen und beschreiben lassen: So lassen sich die „Bilder im Kopf" des Patienten oder Klienten offenlegen und mit eigenen Vorstellungen abgleichen. Ereignisse, Ideen oder Sachverhalte können rein informativ weitergegeben und ausgetauscht werden, ohne zunächst zu bewerten.

Beobachten (aufmerksames Sehen)

Aktives **Zuhören**

Reihung und Kategorisierung: Dieser Schritt dient der Klärung und Analyse und hilft zu erkennen, welche Aspekte wichtiger und welche weniger wichtig sind. Gesundheit ist ein Wert. Um herauszufinden, welche Gesundheitsaspekte der Patient am meisten wertschätzt und welche am wenigsten, kann man schon genannte Aspekte reihen oder auflisten und in unterschiedliche Kategorien einteilen. (Ewles/Simnett 1999, S. 267) Diese Methode wurde entwickelt, um die Zusammenhänge zwischen Vergnügen und Gesundheit deutlich zu machen und die Erkenntnis dieser Zusammenhänge zu fördern.

Priorisierung: Was ist dringend? Was ist wichtig? Was ist dringend und wichtig?

Fallbeispiel: Frau M.

Das Erkennen von Bedürfnissen und Prioritäten erfolgt in Frageform, darunter gängige Fragen der Gesundheitsanamnese. Diese sollten offen, aber explizit formuliert werden, wobei beispielsweise folgende Kategorien angesprochen werden können: Person, Beruf, Familie, Biografie; persönliche Werte und Einstellungen, Hobbys und Freizeitgestaltung, persönliche Ziele; bisheriger Gesundheitszustand; die finanzielle Situation; (Aus-)Bildung und Autonomiebedürfnis.

Ohne eine umfassende Gesundheitsbiografie, die Fragen zur Person des Klienten und seiner Lebenswelt beantwortet, ist kein professionelles Vorgehen möglich.

Mögliche Fragen können sein:

- Wie sieht ein durchschnittlicher Tag bei Ihnen aus? Beschreiben Sie Ihren Tagesablauf.
- Was ist Ihnen wichtig? Warum?
- Was bedeutet Gesundheit für Sie? Wann fühlen Sie sich wohl?
- Was bedeutet die Familie für Sie? Wie beeinflusst sie Ihr Wohlbefinden?
- Was stärkt Sie? Wer oder was unterstützt Sie? Was macht Ihnen Spaß?

- Wie ernähren Sie sich? Wie stehen Sie zu körperlicher Betätigung? Warum?
- Wie sieht Ihre Freizeitgestaltung aus? Was ist Ihnen dabei wichtig? Welche Hobbys haben Sie?
- Was hat Ihnen in Ihrer Jugend Spaß gemacht? Warum?
- Über welche Lebensbereiche können Sie „frei“ verfügen? Worin zeigt sich das?
- Wie sehen Sie Ihre Zukunft? Worauf sind Sie neugierig? Welche Aufgaben möchten Sie meistern? Welche Herausforderungen beflügeln Sie?
- Was ist in Ihrer Wohnumgebung bedeutsam für Sie? Warum?
- Was wünschen Sie sich?
- Welche gesundheitsbezogenen Bedürfnisse haben Sie? Woher kommen diese Bedürfnisse? Wer hat sie erkannt bzw. geäußert?
- Wie stehen Sie zu Gesundheitsinstitutionen? Warum?

Praktische Übung

Schreiben Sie, ohne allzu lang darüber nachzudenken, alle Dinge, die Sie gerne tun, auf die linke Seite eines Blattes. Auf der rechten Seite ordnen Sie danach jedem Punkt eine der folgenden Kategorien zu:

G alle Dinge, die mit Geldausgeben verbunden sind
A alle Dinge, die Sie allein machen können
P alle Dinge, die Sie mit anderen Personen machen können
R alle Dinge, die ein gewisses Risiko mit sich bringen
F alle Dinge, die Ihnen dabei helfen, fit zu bleiben
K alle Dinge, die mit Kreativität zu tun haben
D alle Dinge, die den Konsum von Drogen/Genussmitteln beinhalten (auch Alkohol und Nikotin)
G+ alle Dinge, die Ihre Gesundheit positiv beeinflussen
G– alle Dinge, die Ihre Gesundheit negativ beeinflussen

Bei Frau M. sieht die Antwort so aus:

Was mache ich gerne?	Kategorie
Shoppen gehen	G, A, P, F, D, G+
Mit dem Ehemann spazieren gehen	P, F, G+
Mit KollegInnen plaudern	P, G+
Musik hören	A, P, G+
Tanzen gehen	G, A, P, F, K, G+
Mit der Tochter lernen	P, G+
Kaffeekränzchen mit Verwandten und Nachbarn	P, R, D
Verwandte besuchen	G, A, P
.....	

Das Bedürfnis, das hinter Frau M.s Konsultation steht, ist in diesem Fall einerseits eine fachliche Notwendigkeit: die Ergebnisse der Gesundenuntersuchung mit objektivierten Werten in drei Bereichen: Blutdruck, Blutzucker und BMI. Andererseits steht auch ein persönliches Bedürfnis dahinter: Frau M. ist von ihren Werten nach eigenen Angaben „erschüttert".

Sind die Bedürfnisse identifiziert, können diese nach Prioritäten geordnet werden. Dazu eignet sich zum Beispiel die folgende Tabelle:

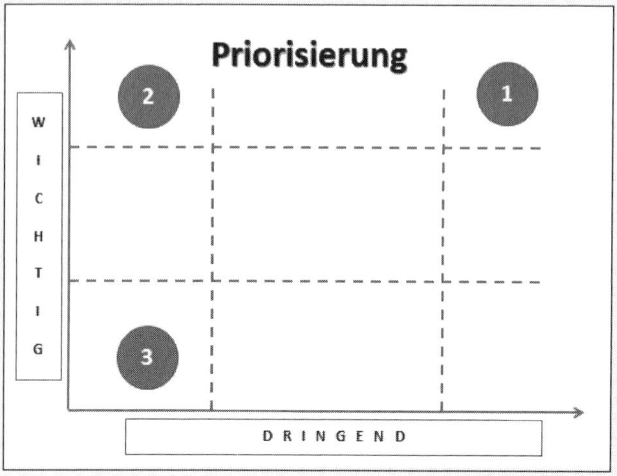

Bei Frau M. geht es um drei Bedürfnisse: die Bearbeitung des Blutzuckerspiegels, des Blutdruckes und des BMI. Welches dieser Bedürfnisse als am dringendsten und wichtigsten eingeschätzt wird und was dazu die relevanten Argumente sind, ergibt sich ebenfalls aus der strukturierten Fragestellung.

6.2.2 Schritt 2: Festlegen operationaler Ziele

Der zweite Schritt dient der Präzisierung: Was genau soll erreicht werden? Operationale Ziele sind im Vorhinein festgelegte, erwünschte Ergebnisse, die durch Handlungen erreicht werden sollen.

Operationale Ziele sollten

- für alle Beteiligten herausfordernd und spannend sein.
- realistisch und innerhalb der gegebenen Bedingungen (persönliche, institutionelle und situationsbezogene Zwänge) erreichbar sein.

- messbar sein, d.h., dass ihre Umsetzung nachvollzogen werden kann, sowohl bezüglich der Quantität (wie viel von dem, was ich mir vorgenommen habe, habe ich erreicht?) als auch der Qualität (wie habe ich es erreicht?) und Zeit (wie lange habe ich dafür gebraucht?).
- relevant sein, d.h. sie sollen in Übereinstimmung mit den übergeordneten Zielen und Bedürfnissen des Patienten stehen.

Operationale Ziele können drei verschiedene Bereiche betreffen:

1. den kognitiven Bereich (Wissen): Ziel ist die Steigerung des Wissens des Patienten
2. den affektiven Bereich (Gefühle, Emotionen): Ziele sind das Abklären und das Formen oder Verändern von Haltungen, Vorstellungen, Werten und Meinungen
3. den Verhaltensbereich (Handlungen): Ziele im Bereich Handlung beschäftigen sich mit dem Können, den Fertigkeiten und Handlungen der Patienten.

Die Ziele sollten entsprechend der SMART-Regel definiert und formuliert werden, d.h. sie sollten folgendes sein:

S spezifisch bzw. konkret (dem Menschen und dem Sachverhalt angemessen und möglichst präzise)

M messbar (es soll klar und möglichst genau beschrieben sein, ab welchem Punkt das Ziel erreicht ist: zur Beschreibung können Zahlenwerte ebenso dienen wie Gefühls-/Gemütszustände bzw. das Befinden oder auch mögliche Fähigkeiten und Einstellungen des Patienten)

A ansprechend (erstrebenswert), ausführbar

R realistisch (das Ziel muss unter den Lebensumständen des Patienten erreichbar sein)

T terminisiert (der Zeitpunkt, an dem ein Ziel/Zwischenziel erreicht sein soll, ist klar benannt)

Fallbeispiel: Frau M.

Zu den drei Bedürfnissen, die bei Frau M. identifiziert wurden, sollen Ziele erarbeitet werden, die der „SMART"-Formel entsprechen:

	Blutzuckerspiegel: Mein Blutzuckerspiegel unterschreitet innerhalb von 3 Monaten einen Wert von ... .
S	„mein Blutzuckerspiegel"
M	„unterschreitet ... einen Wert von ..."
A	Das Ziel spricht mich an, es ist ausführbar
R	Das Ziel ist realistisch (der Wert ist entsprechend festzulegen)
T	Der Termin ist klar: in drei Monaten ab jetzt

In gleicher Weise kann für die beiden anderen Bedürfnisse verfahren werden.

6.2.3 Schritt 3: Wahl des besten Weges

Manchmal existiert nur ein einziger Weg, um das Ziel zu erreichen, häufig gibt es aber mehrere mögliche Wege. In diesem Fall gilt es den besten Weg zu eruieren und zu wählen.

Dazu sind zunächst folgende Fragen zu stellen:

- Welche Methoden sind die passendsten und wirksamsten, um das Ziel zu erreichen?
- Welche Methoden sind für den Patienten am angenehmsten?
- Welche Methoden sind am einfachsten zu verwirklichen?
- Welche Methoden sind am billigsten?

Zur Suche und Auswahl angemessener Methoden sind ein Brainstorming oder die Nutzung von bestehenden Auswahllisten sinnvoll.

Unter **Brainstorming** versteht man das spontane Sammeln und Anordnen von Ideen, wobei gilt: Jede Idee zählt, das Anschließen einer Idee an eine andere ist ausdrücklich erwünscht. Der Prozess soll nicht unterbrochen, die gesammelten Einfälle nicht bewertet werden.

Eine Möglichkeit, den Weg des Brainstormings gut sichtbar zu machen und dabei auch die verschiedenen Optionen zu erkennen, ist **Mindmapping** (das Erstellen einer „Gedankenlandkarte"):

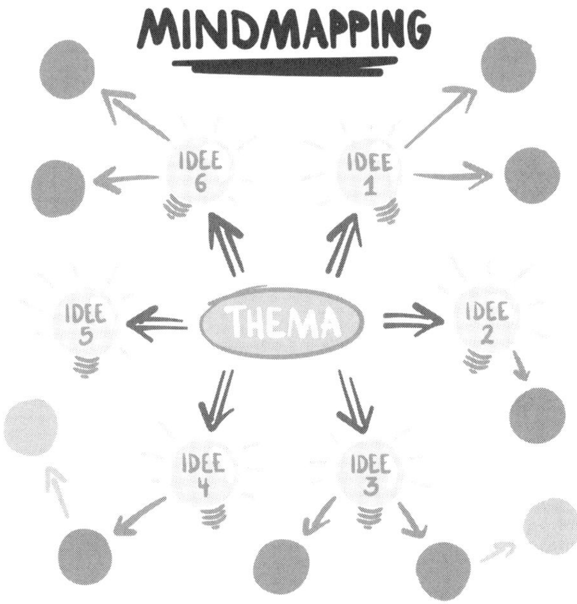

Abb. 9: Mindmapping

Auswahllisten können in etwa folgendermaßen aussehen:

Tab. 10: Auswahlliste zu Methoden im Gesundheitsprozess

Methoden im Gesundheitsprozess	
Ziel	**Geeignete Methode**
Gesundheitsbewusstsein (Erhöhung des Gesundheitsbewusstseins)	Gespräche Gruppenarbeit Einsatz von Massenmedien Ausstellungen Übungen Kampagnen
Förderung von Wissen (Versorgung mit Information)	Ausstellungen Übungen Einzellernen Gruppenlernen Einsatz schriftlichen Materials Einsatz von Massenmedien Kampagnen
Selbstbefähigung (Förderung des Selbstbewusstseins, der Selbstachtung und der Fähigkeit, Entscheidungen zu treffen)	Gruppenarbeit Übungen für das Treffen von Entscheidungen Aufklärung/Klarstellung von Werten Training sozialer Fähigkeiten Spiele, Rollenspiele Beratung Durchsetzungstraining
Änderung der Haltung und des Verhaltens (Änderung der individuellen Lebensweise)	Gruppenarbeit Training bestimmter Fähigkeiten Selbsthilfegruppen Persönliche Unterweisung Gruppen- und/oder Einzeltherapie Einsatz schriftlichen Materials Ratschläge

Stehen mehrere mögliche Methoden zur Auswahl, kann es hilfreich sein, mit einer einfachen Tabelle die Vor- und Nachteile (+/-) der jeweiligen Methoden gegeneinander abzuwägen; eine sehr schnelle und einfache Möglichkeit, Entscheidungen vorzubereiten bzw. herbeizuführen.

Dies kann etwa so aussehen:

Tab. 11: Priorisierung

Thema / Kriterium	Thema 1	Thema 2	Thema 3	Thema 4	Thema 5
Wichtig	X	X	X	X	
Zeit (dringend)	X	X		X	X
Kosten		X	X		X
Aufwand	X	X	X		X
Freude	X	X	X	X	X
Erfahrung damit		X	X	X	X
...					
Lösung		**X**			

Hat man sich auf mehrere Ziele festgelegt, kann man verschiedene geeignete Methoden kombiniert anwenden (bei Bedarf auch gleichzeitig). Oft ist es aber auch möglich, mithilfe einer Methode mehreren Zielen gerecht zu werden und damit Synergieeffekte zu erzielen. Eine Auswahlliste kann dem Überblick dienen und solche Synergieeffekte besser sichtbar machen.

Fallbeispiel: Frau M.

Um die operationalen Ziele zu erreichen, gibt es in der Regel mehrere mögliche Wege. Im Zusammenhang mit dem Blutzuckerspiegel könnte das sein:

- Umstellung der Ernährung auf möglichst wenig Zucker
- Am Abend nur kohlehydratarme bzw. kohlehydratfreie Mahlzeiten
- Einnahme von drei Mahlzeiten am Tag im Abstand von jeweils mindestens vier Stunden
- Einnahme der letzten Mahlzeit am Tag vor 17.00 Uhr
- Mit dem Ehemann dreimal pro Woche einen mindestens 1-stündigen Spaziergang machen
- Einmal pro Woche Tanzen gehen, mit dem Ehemann einen Tanzkurs besuchen
- Kaffeekränzchen ohne Mehlspeisen
- (weitere Maßnahmen entsprechend Frau M.s Antworten auf die Fragen der Anamnese)

Mit der oben dargestellten Tabelle können die am besten geeigneten Wege für jedes der drei Bedürfnisse von Frau M. identifiziert werden.

6.2.4 *Schritt 4: Festlegen der Ressourcen*

Es gilt die Frage zu klären: Welche Ressourcen stehen grundsätzlich zur Verfügung? Das können beispielsweise sein:

- Eine Pflegeperson oder ein Therapeut und seine/ihre Erfahrung, Wissen, Fähigkeiten, Zeit, Energie etc.
- Kollegen oder andere Personen mit Fachkenntnissen, die z.B. in der Verwaltung, im technischen oder im Kommunikationsbereich Unterstützung gewähren können.
- Der Patient selbst ist eine Schlüsselressource. Er verfügt über Erfahrung, Wissen und Fähigkeiten, über Zeit, Energie und Enthusiasmus, auf denen man aufbauen kann. Auch ein ehemaliger Patient kann eine

nützliche Unterstützung sein, etwa, indem er über seine Erfahrungen berichtet (im persönlichen Gespräch oder z. B. auch in sozialen Netzwerken).

- Personen, die Einfluss auf den Patienten haben oder mit ihm in Wechselwirkung stehen: Verwandte, Freunde, Angestellte, Mitglieder seiner Selbsthilfegruppe, Personen, denen er vertraut, etc.
- Bestehende Verfahrensweisen und Pläne: Jedes Ziel sollte daraufhin geprüft werden, ob nicht schon Verfahren, Methoden oder Pläne existieren, die geeignet sind, es zu erreichen. Man muss das Rad nicht jedes Mal neu erfinden.
- Bestehende Einrichtungen und Hilfsdienste: Existieren sie und werden sie auch angemessen genutzt?
- Materielle Ressourcen: Flugblätter, Folder, Räumlichkeiten, Einrichtungsgegenstände, Schreibutensilien, audiovisuelle Medien etc.

Eine Methode, die rasch und unkompliziert angewendet werden kann und den Klienten gut „mitnimmt", ist die systematische Erforschung seines Lebensumfeldes nach unterstützenden Personen oder Personengruppen sowie Institutionen und Organisationen. Dazu nennt der Klient (der dabei im Zentrum steht) seine Lebensbereiche und die darin handelnden, ihm bekannten Personen, Gruppen und Institutionen. In der Visualisierung zeigt die Entfernung vom Zentrum an, wie nahe ihm diese stehen bzw. wie gut oder leicht er auf sie zugehen oder zugreifen kann. Im Anschluss wird nach den Fähigkeiten und Möglichkeiten (auch Ausbildungen oder Kontakten) gefragt, die diese haben.

Die Visualisierung kann folgendermaßen aussehen:

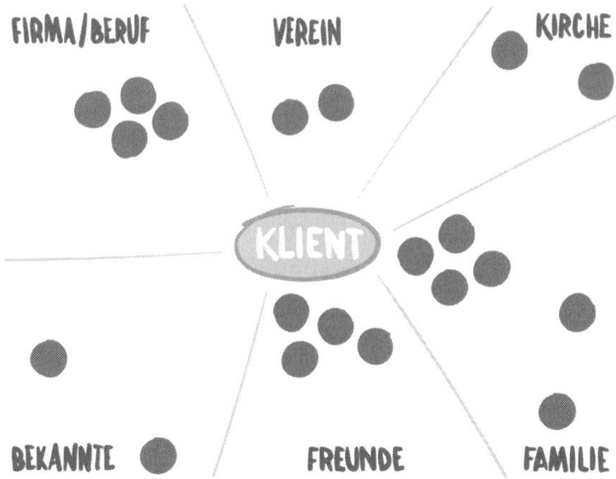

Abb. 10: Visualisierung von Ressourcen

Dabei wird vielleicht erst erkannt, wer überhaupt in welcher Weise eine Unterstützung bzw. Ressource darstellen könnte und auf welche Weise darauf zugegriffen werden könnte. Die Visualisierung hilft zu klären, die Positionierung der Ressourcen in der Graphik muss im Prozess der Ressourcenfestlegung aber auch hinterfragt werden. Es kann z.B. sein, dass „entferntere" Personen aufgrund ihrer Ausbildung oder ihrer Beziehungen einen wichtigen Beitrag leisten könnten.

Bei Frau M. könnte diese Grafik folgendermaßen aussehen:

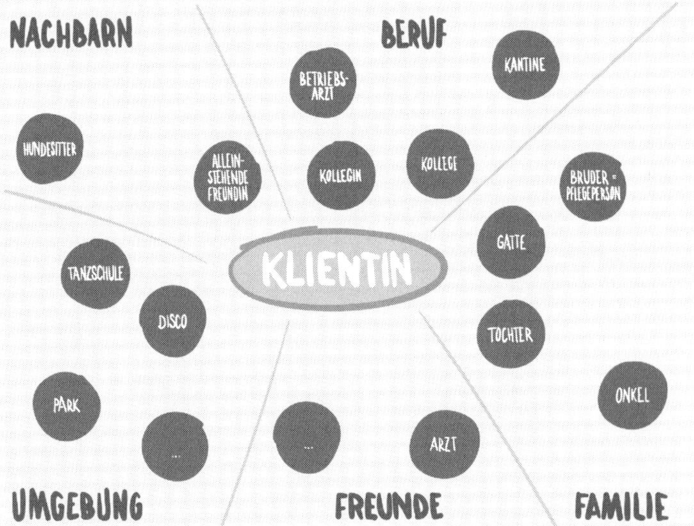

Abb. 10b: Frau M.s Ressourcen

6.2.5 *Schritt 5: Planen der Evaluierungsmethode*

Wie lässt sich eruieren, ob eine Maßnahme zur Gesundheitsförderung erfolgreich war? Wie kann man Erfolg messen? Zur Evaluierung von Maßnahmen sind Messmethoden unabdingbar.

Dabei versteht man unter Evaluierung die Bewertung eines Gegenstandes oder einer Handlung und die Bewertung eines Ergebnisses. Die Evaluierung misst also den Erfolg beim Erreichen eines Ziels.

Evaluierung kann **ergebnisorientiert** (nur das tatsächliche Ergebnis wird gemessen) oder **prozessorientiert** sein (man misst, auf welche Weise das Ziel erreicht wurde).

Sinn und Nutzen der Evaluierung

1. Verbesserung der eigenen Arbeitspraxis: Bei zukünftigen Aufgaben kann man auf den eigenen Erfolgen aufbauen und aus den eigenen Fehlern lernen.
2. Hilfestellung für andere: Es ist wichtig, Fehler und Erfolge bekannt zu machen, sodass andere ihre Erkenntnisse daraus ziehen, ihre praktische Arbeit verbessern und erleichtern können.
3. Rechtfertigung für den Verbrauch von Ressourcen: Wenn Ressourcen bereitgestellt und verwendet werden, muss ihre Nutzung nachvollziehbar dokumentiert werden. Daher sollte man Vorsorge treffen, dass über die Verwendung und den Verbrauch von Ressourcen Aufzeichnungen geführt werden. Das erleichtert auch die zukünftige Arbeit.
4. Auskunft über Effekt und Wirkung einer Maßnahme: Dies kann und wird zu größerer Zufriedenheit bei der Arbeit führen.
5. Sichtbarmachung von Ergebnissen, die weder geplant noch erwartet wurden, aber möglicherweise von Bedeutung sind.

Um eine Evaluierung durchführen zu können, gilt es vor der Durchführung einer Maßnahme folgende Fragen zu klären:

- Was könnte man von mir wissen wollen?
- Welche Fragen werden mir gestellt werden?
- Wie detailliert sollen die Antworten sein, die man von mir verlangt?

Zur Messung selbst können je nach Ziel und Fragestellung verschiedene Methoden herangezogen werden:

- Messung im Sinne der Feststellung von Zahlenwerten (Gewicht, Größe, Umfang, Menge, Zeit, Ausgaben/Aufwendungen, …), beispielsweise zur Evaluierung einer Maßnahme zur Gewichtsreduktion
- Messung als möglichst genaue Schätzung eines zahlenmäßigen Wertes
- von Patienten geführte Aufzeichnungen, Selbstbeschreibungen, Selbsteinschätzungen (z.B. bezüglich Gefühlsebene, Veränderung der Lebensgewohnheiten, Essgewohnheiten, …)

Wichtig ist, dass die Ergebnisse plausibel, argumentierbar und nachvollziehbar sind.

Bei Frau M. könnte das folgendermaßen aussehen:
Woran erkenne ich, ob ich erfolgreich war? Die Messmethoden hängen vom Ziel und dem eingeschlagenen Weg ab und könnten in diesem Fall sein:

- (regelmäßige) Messung des Blutzuckerwerte, des Blutdrucks, des BMI
- Habe ich dreimal am Tag eine Mahlzeit gegessen?
- Habe ich die letzte Mahlzeit vor 17.00 Uhr eingenommen?
- War ich dreimal pro Woche spazieren? War ich einmal pro Woche tanzen?
- Kann ich inzwischen eine kleinere Kleidergröße tragen?
- Wie fühle ich mich körperlich?
- Wie fühle ich mich insgesamt?
- Wie bewertet der Arzt meinen Zustand?
- Welche Rückmeldungen bekomme ich von meinem Ehemann, meiner Tochter, meinen Verwandten?
- Selbsteinschätzung: Fallen mir die vereinbarten Verhaltensänderungen leicht?
- Selbsteinschätzung: Welche Veränderungen bemerke ich an mir selbst?

6.2.6 Schritt 6: Festlegen des Aktionsplanes

Mit diesem Schritt beginnt die eigentliche Maßnahme, die Aktion startet.

Die möglichen Methoden sind vielfältig. Im Folgenden werden einige Methoden vorgestellt, die sich in der Praxis zur Festlegung von Aktionsplänen bewährt haben. Sie zielen vor allem auf den jeweils einzelnen Menschen und gehen davon aus, dass ein realistisches, angemessenes

Selbstbild ein wesentlicher Faktor zur Verhaltensänderung ist. Persönliche Erfahrung wird dabei als Lernquelle genutzt.

Fallbeispiel: Frau M.

Hier geht es um die Entwicklung und Beantwortung der folgenden Fragen: Was muss ich (konkret) bis wann tun, um das festgelegte Ziel zu erreichen?

Daraus könnte sich bei Frau M. zum Beispiel folgende Tabelle ergeben:

was?	(bis) wann?
mit meinem Mann über den Plan sprechen	heute
regenfeste Kleidung kaufen (für Bewegung im Freien)	diese Woche
ein begleitendes Tagebuch führen	ab sofort
dreimal pro Woche mit meinem Mann spazieren gehen	ab sofort
Tanzschulprogramm besorgen	morgen
Tanzschuhe kaufen	am Tag, nachdem wir uns für einen Kurs entschieden haben
täglich eine warme Mahlzeit in der Kantine einnehmen	ab sofort
1 x täglich Blutzuckerwert messen	ab sofort
2 x täglich Blutdruckwert messen	ab sofort
Blutzuckermessung beim Arzt	in 3 Monaten (am ...)
...	...

Zur Umsetzung des Aktionsplans können verschiedene Methoden eingesetzt werden (einige werden im Folgenden näher beschrieben). Häufig kann der Klient die festgelegten Aktionen aber auch alleine durchführen.

6.3 Weitere mögliche Methoden

Polarisierte Gesichtspunkte

Diese Vorgangsweise soll die Sichtweise des Klienten zu einem bestimmten Thema klären. Sie macht sich die Tatsache zunutze, dass es zu fast jedem Thema sehr unterschiedliche (polarisierte) Anschauungen geben kann. Die Antworten z.B. auf die Frage „Ist Joggen gut für Sie?" können ganz unterschiedlich ausfallen; von „Joggen beansprucht den Körper gewaltig und ist nur für sehr sportliche Athleten gedacht" bis „Joggen ist sehr gesundheitsfördernd und alle Menschen wären gesünder, wenn sie damit beginnen würden". Hinter diesen Antworten stehen polarisierte, d.h. einander entgegengesetzte Sichtweisen. Wird diese Übung in der Gruppe durchgeführt, so kann der Gruppenleiter entweder Beispiele für polarisierte Sichtweisen bringen oder sie aus gegensätzlichen Wortmeldungen der Gruppenmitglieder herausfiltern.

Der Gruppenleiter kann die Teilnehmer dann dazu auffordern, in Paaren zusammenzuarbeiten, wobei beide Partner für die Dauer der Übung zwei entgegengesetzte Sichtweisen übernehmen, unabhängig davon, wie ihre persönliche Anschauung zu dem betreffenden Thema aussehen mag. Jeder der beiden schreibt zunächst für sich allein alle Argumente nieder, die ihn in der Haltung, die er vertreten soll, bestärken. Danach werden die Partner aufgefordert, den Fall zirka 15 Minuten lang zu besprechen. Schließlich listet der Gruppenleiter aus den Darstellungen aller Paare die Argumente für jede der polarisierten Sichtweisen auf. Danach soll die Gruppe rückmelden, was sie daraus gelernt hat. Auf diese Art und Weise kann jedes Gruppenmitglied eine große Zahl von Argumenten betrachten, was dabei hilft, andere Sichtweisen zu verstehen und andere Meinungen zu tolerieren. Das wiederum erweitert die eigene Perspektive und lässt einen das Thema auch in einem anderen Licht sehen, was die eigene Position in einen Zusammenhang stellt und dadurch klären kann.

Werterweiterung

Als Erweiterung oder Variation der „polarisierten Sichtweisen" hilft diese Technik dabei, die Meinungsvielfalt zu einem bestimmten Thema zu veranschaulichen und zu verstehen. Damit erleichtert sie die Einordnung des eigenen Standpunktes. Sie eignet sich deshalb besonders für die Anwendung in der Gruppe.

Der Gruppenleiter beschreibt zwei Meinungsextreme und fordert die Gruppe auf, die beiden Meinungen mithilfe zweier Punkte zu visualisieren. Diese beiden Punkte sind durch eine gerade Linie verbunden. Bei einer kleinen Gruppe kann diese Linie durch den Raum gehen, bei einer großen Gruppe wird sie für alle sichtbar aufgezeichnet, beispielsweise auf einer Tafel. Die Gruppenmitglieder werden nun aufgefordert, sich gemäß ihrer Sichtweise entlang der Linie zu platzieren. Im Joggingbeispiel (siehe oben) positionieren sich Pro-Jogger also an einem, Kontra-Jogger am anderen Ende. Gruppenmitglieder mit den extremsten Ansichten stellen sich an den jeweils äußersten Punkt, solche mit moderaten Ansichten in den mittleren Bereich der Linie.

Bevor jeder der Teilnehmer seine Position einnimmt, wird er vom Gruppenleiter zu einer kurzen Stellungnahme aufgefordert. Die anderen Teilnehmer werden gebeten, nicht zu stören und keine Kommentare abzugeben, bis jeder seine Position eingenommen hat.

Diese Technik fördert eine detailliertere Diskussion der verschiedenen Meinungen als die Technik der polarisierten Sichtweisen, insbesondere dann, wenn sich viele extreme Meinungen herauskristallisieren.

Rollenspiele und andere Spiele

Spiele können eingesetzt werden, um sich selbst besser kennen zu lernen, beispielsweise um irrationale Glaubenshaltungen zu erkennen. Solche Einstellungen können bei der Erreichung von Zielen sehr hinderlich sein. Gewöhnlich drücken sie sich durch die Worte „muss" und „soll" aus. Solche irrationalen Glaubenshaltungen sind z. B.:

„Ich muss jedermanns Wertschätzung gewinnen, ansonsten bin ich nichts wert."
„Andere Personen müssen mich genau so behandeln, wie ich es will (ansonsten müssen sie dafür beschuldigt und bestraft werden)."
„Ich muss vom Leben alles bekommen, was ich will, und nichts, was ich nicht will."

Diese Einstellungen führen zu Selbstverteidigungshaltung, die sich negativ auf die Gesundheit auswirken kann. Es kommt zu gesundheitsschädigenden Verhaltensweisen, von emotionaler Unausgeglichenheit über psychische und physische Leiden bis hin zu selbstzerstörerischen Handlungen wie schwerem Trinken.

Beim Rollenspiel nehmen Teilnehmer die Rolle einer anderen Person ein und erarbeiten auf diese Weise, was jene Person in einer bestimmten Situation sagen oder tun könnte. Dies fördert das Verständnis dafür, wie man sich „in der Haut eines anderen Menschen" fühlen würde, und erlaubt es, andere Haltungen oder Verhaltensweisen zu erleben.

Wichtig ist an dieser Stelle anzumerken, dass im Plan für eine Gesundheitsförderungsaktion nicht nur angeleitete bzw. begleitete Maßnahmen stehen sollten. Im Sinne des Empowerments und der edukativen Aspekte von Gesundheitsförderung sollte immer auch ein maßgeblicher Eigenbeitrag des Patienten bzw. Klienten vorgesehen sein.

6.4 Tipps für die Pflege: Persönliche Gesundheit

Versuchen Sie, die einzelnen Schritte des Gesundheitsprozesses für sich durchzugehen. Denken Sie darüber nach, was Ihre eigenen Bedürfnisse und Prioritäten sind, und entwickeln Sie im Sinne des Gesundheitsprozesses einen Maßnahmenplan, um sie zu erfüllen.

Setzen Sie sich dabei angemessene Ziele und nehmen Sie sich Zeit, die einzelnen Schritte zu ihrer Erreichung detailliert zu durchdenken.

Überlegen Sie dazu auch, welche Methoden Ihnen eher liegen. Ein wichtiger Gradmesser dabei ist das persönliche Wohlbefinden und die Freude an den geplanten Aktivitäten.

7 Public Health

Gegenstand von Public Health ist die Gesundheit der Bevölkerung. Das Konzept stammt aus dem angloamerikanischen Raum, wo Public Health als Wissenschaft und Kunst verstanden wird, deren Ziel es ist, Krankheit zu verhüten und Lebensverlängerung zu erreichen.

„Public Health ist die Wissenschaft und die Praxis der Förderung der individuellen und gesellschaftlichen Gesundheit, der Verbesserung der Lebensqualität und der gesellschaftsorientierten Systemgestaltung im Gesundheitswesen. Dieser breite Anspruch zeigt, dass Public Health eine multidisziplinäre und interdisziplinäre Wissenschaft mit starkem Praxis- und Politikbezug sein muss." (http://www.oeph.at/index.php/public-health-in-oesterreich)

Public Health Nursing bezeichnet den Beitrag, den Pflegeberufe zur Bewältigung Public-health-bezogener Aufgaben leisten. Das betrifft beispielsweise die Unterstützung und Hilfestellung für Menschen, um länger und gesünder zu leben, die Reduktion von Hindernissen und Einschränkungen bei Krankheit, Abhängigkeit und Behinderung, die Prävention von Infektionskrankheiten, die Verbesserung der Gesundheit am Arbeitsplatz sowie die Unterstützung bei der gesundheitlichen Entwicklung von Kindern benachteiligter Familien. Public Health gewinnt angesichts der Zunahme von hilfs- und pflegebedürftigen Personen, der Veränderung von Lebensstilen und Sozialstrukturen, Technisierung und Medikalisierung immer mehr an Bedeutung. Wichtige Zielgruppen sind daher Kinder und Jugendliche, Frauen und Männer im Sinne der Gendermedizin, Familien, ältere Bevölkerungsschichten, Obdachlose, ländliche Bevölkerungsgruppen oder Migranten.

Es gibt keine einheitliche Verwendung der Bezeichnung Public Health Nursing. In verschiedenen Ländern existieren darüber hinaus auch andere Begriffe, etwa „Community Health Nursing“ oder „Caring for Populations“, „Health Visitor“, „Public Health Nurse“ oder in konkreten Kontexten „School Nurse“ oder „Community Nurse“. Insgesamt geht es aber um gesundheitsförderndes Wirken im sozialen Raum.

Welche Kompetenzen und welche Wissensbasis benötigen Pflegepersonen für Public Health Nursing?

1. Bevölkerungsbezug

Das Hauptaugenmerk des Public Health Nursing liegt auf ganzen Bevölkerungsgruppen; die Zielsetzung beinhaltet immer eine Verhaltensänderung breiter Bevölkerungsgruppen auf Basis der Gesundheitsförderung, der Prävention und der Krankheitsbekämpfung. Daher benötigen Pflegende Basiswissen über Bevölkerungswissenschaften, Epidemiologie, sozialdemografische Daten sowie die Arbeitsweise und Wirksamkeit der Gesundheitsdienste.

2. Gesundheitsorientierung

Die Begriffe Krankheit und Gesundheit sind voneinander zu unterscheiden und die Denkansätze der Gesundheitsförderung aktiv in der Praxis umzusetzen.

3. Soziallagenbezug

Die oberste Prämisse ist, allen Menschen unabhängig von Bildung, Beruf oder Einkommen die gleichen Chancen zu geben, ihre Gesundheit zu erhalten. Public Health Nursing soll Unterstützung, Ergänzung und Ausgleich in Bezug auf soziale „Schieflagen“ sein. Bei der gesundheitlichen

Prävention liegt eine Zielsetzung darin, geschlechts- und sozialökonomische Benachteiligungen abzubauen. Daher sollen Pflegende folgende Fragen beantworten können:

- Welche Unterschiede bestehen zwischen einzelnen Bevölkerungsschichten in Gesundheitszustand, Art und Ausprägung der Pflegebedürftigkeit, die sich durch Bildung, beruflichen Status oder Einkommen unterscheiden?
- Wie kann man diese Unterschiede erklären?
- Wie kann man sie verringern?
- Welchen Beitrag hierzu können Pflegende leisten?

4. Interdisziplinarität und Zusammenarbeit

In den Gesundheitswissenschaften hat sich die Zusammenarbeit verschiedener Berufsgruppen bewährt: So sind in Belangen der Public Health z. B. Psychologen, Mediziner, Ernährungswissenschaftler, Epidemiologen, Ökonomen, Soziologen, Pädagogen und Pflegewissenschaftler einzubeziehen.

Pflege muss dabei den Kontakt zu außermedizinischen Einrichtungen suchen; sie wird zum Bindeglied zwischen Einrichtungen, Gruppen, Individuen. Die Voraussetzung dafür ist Kommunikation und Netzwerkarbeit, nicht aber Rivalität! Wesentlich ist, dass die einzelnen Disziplinen ihre Stärken einbringen, aber auch ihre Grenzen erkennen und anerkennen.

Die Zielfrage von Public Health kann lauten: In welchen Umgebungen, in welchen sozialen Beziehungen, in welchen Strukturen sollen in Bezug auf gesundheitsbezogene Maßnahmen besondere Breiten- und Tiefenwirkung sowie besondere Nachhaltigkeit erreicht werden?

Die Antworten darauf sind vielfältig, ebenso die Berufsfelder: Home Care Nurses sind in der Pflege in Residenzen, Pflegeheimen oder zu Hause tätig, Community Children's Nurses beschäftigen sich mit Kindern in einer Bevölkerungsgruppe, Community Mental Health Nurses bieten spezielle Unterstützung im Bereich der psychischen Gesundheit, Community Learning Disability Nurses geben Hilfsangebote bei Lernschwächen, Community Midwifes arbeiten als Geburtshelferin, Prison Nurses im Gefängnis, District Nurses besuchen Patienten bzw. Klienten in deren Wohnbereichen. Darüber hinaus gibt es etwa die Konzepte des Health Visitor, der Palliative Care Nurse, der Sexual Health Nurse oder der School Nurse. Die Aufzählung könnte noch fortgesetzt werden.

Dabei wird ersichtlich: Zum einen erfolgt hier eine Differenzierung der Arbeitsfelder und eine Spezialisierung, andererseits verschieben sich immer mehr Settings aus dem intramuralen Raum nach „außen".

Dafür bedarf es vielfach Kompetenzen, die über den unmittelbaren pflegerischen Bereich hinausgehen, insbesondere der sogenannten „Soft Skills" für die kommunikativen, emotionalen und sozialen Aspekte dieser Arbeit.

Hinzu kommen demografische und umweltbedingte Veränderungen: Menschen werden (im Durchschnitt) immer älter, die Zusammensetzung von Gesellschaften verändert sich, die Umwelt stellt immer neue Herausforderungen an die Menschen. Auch die Gesundheitssysteme verändern sich und damit die Aufgaben und Berufsbilder in diesem Bereich.

Deshalb sei an dieser Stelle auf einige Bereiche hingewiesen, in denen bereits Projekte und Maßnahmen zur Gesundheitsförderung existieren, die in Zukunft wohl an Bedeutung gewinnen werden.

7.1 Community Nurse

Weil immer mehr Patienten außerhalb von Institutionen gepflegt werden (müssen), bieten die Community Nurses Unterstützung in der unmittelbaren Umgebung der Menschen an. Dies ermöglicht es zum einen, dass Klienten in ihrem gewohnten Lebensumfeld bleiben können, und kann andererseits das öffentliche Gesundheitssystem entlasten. Zudem kann die jeweils spezifische Nachfrage angemessener abgedeckt werden. Zu den Aufgaben der Community Nurse zählen Grundpflege genauso wie die Verabreichung von Injektionen, Wundpflege, Unterstützung von (Haus-)Ärzten sowie die Beobachtung von gesundheitlichen Entwicklungen.

Gleichzeitig decken sie einen Teil des Bedarfs an Information und Unterweisung von Patienten und deren Angehörigen. Dazu sind besondere Fähigkeiten im sozial-kommunikativen Bereich gefordert.

7.2 Family Health Nurse

Angesichts der steigenden Zahl älterer und pflegebedürftiger Menschen sowie der Herausforderungen für das öffentliche Gesundheitswesen und der Bedeutung eines angemessenen sozialen Umfeldes für die Pflegebedürftigen hat die WHO eine neue Pflegequalifizierung empfohlen: die Family Health Nurse. Deren Aufgaben erstrecken sich von Gesundheitsförderung über Prävention und Rehabilitation bis hin zur Unterstützung von Angehörigen und Motivation von Patienten durch Beratung und Anleitung.

In einigen Ländern Europas bestehen auch unterschiedliche Ansätze zur Gesundheitsversorgung in den Kommunen, etwa unter den Bezeichnungen Family Nursing oder District Nursing. So umfasst District Nursing die Beratung und Pflege des Patienten in seiner häuslichen Umgebung.

Das Modell der Family Health Nurse (FHN) stellt auf eine Verbindung zwischen Pflege im eigenen Wohnraum des Patienten, der Zielgruppe Familie und des Public-Health-Ziels „gesunde Familie" ab. Family Nursing beschäftigt sich mit familienorientierter und -zentrierter Pflege im ambulanten Bereich; hier geht es vielfach um Beratung und das Management von Interventionen.

Für den deutschen Sprachraum wäre eine Stärkung von Spezialisierungen im Bereich Public Health Nursing ein wichtiges Zukunftsziel, wenn man sich die sozialen und ökonomischen Veränderungen der Gesellschaft, die Anforderungen der Diversifizierung, die Bedeutung der extramuralen Pflege und die Situation älterer und behinderter Menschen näher ansieht. Damit einhergehen müsste die Schaffung eines Bewusstseins für diese neuen Berufsbilder.

7.3 School Nurse

Institutionen sind ein wesentlicher Bestandteil von Public Health, speziell wenn sie eine große Anzahl von Menschen umfassen, die auf diesem Weg auch schicht- bzw. milieuübergreifend erreicht werden können. Eine dieser Institutionen ist die Schule, besuchen doch aufgrund der Schul- bzw. Unterrichtspflicht (fast) alle Kinder eines Geburtsjahrganges die Schule.

Schulen sind ein klassischer Zielbereich von Gesundheitsförderungsmaßnahmen, in der Vergangenheit etwa in Form des Schulsports oder des Aufklärungsunterrichts. Gesundheitsaspekte wie etwa Bewegungsarmut, Ernährungsgewohnheiten, soziale Beziehungen, gesellschaftliche und ökonomische Entwicklungen, Gewalt- und Kriminalitätsphänomene können hier im erzieherischen Sinne in Angriff genommen werden. Bedenkt man den Zusammenhang zwischen (Aus-)Bildung und Gesundheit, so wird klar, dass Kinder und Jugendliche eine bedeutende Zielgruppe von Gesundheitsförderung im Allgemeinen und Public Health im Besonderen sind, weil hier für das weitere Leben angesetzt werden kann.

Die Schule ist Aufgabengebiet einer pflegerischen Spezialisierung: der School Nurse (Schulgesundheitspflegerin). Ziel ist es, Gesundheit, Prävention und Gesundheitsförderung in den Schulalltag zu integrieren. Die School Nurse steht als professionelle Ansprechperson zur Verfügung, unterstützt gesundheitsfördernde Potenziale und setzt entsprechende Maßnahmen. Damit werden gleichzeitig Gesundheitsthemen im Setting Schule fest verankert und der gesundheitliche Bildungsauftrag wahrgenommen.

In Schweden etwa ist die Schulgesundheitspflegerin integraler Bestandteil des Gesundheitssystems. Sie fungiert als Ergänzung zu anderen Elementen der Gesundheitsversorgung. Jede Schule ist zur Anstellung einer School Nurse verpflichtet. In den Schulen ist sie Teil eines schulischen Gesundheitsteams, in dem in aller Regel noch Sozialarbeiter, Schulpsychologen und der Schularzt aktiv sind. Die Aufgabe ist als niederschwelliges Angebot mit leichter Erreichbarkeit angelegt – mit unmittelbarem persönlichen Kontakt und im Schnitt etwa 25 Gesprächen bzw. Konsultationen pro Tag (für Kinder wie auch Eltern). Diese finden meist in eigenen Untersuchungsräumlichkeiten statt. Die School Nurse unterliegt der Schweigepflicht.

Die School Nurse ist ein wesentlicher Beitrag zur gesundheitlichen Versorgungssicherheit. Die konkreten Tätigkeiten erstrecken sich von der Versorgung verschiedenster Verletzungen und die Unterstützung von Kindern mit akuten oder auch schon länger bestehenden Krankheiten über regelmäßige Erhebungen zum Gesundheitszustand der Schüler (Screeninguntersuchungen) bis hin zur Integration von Schülern mit Pflegebedarf (mögliche Maßnahmen dazu sind z. B. offene Sprechstunden, Notfallmanagement, Anpassung des Essensangebotes oder baulicher Gegebenheiten, Information der Mitschüler, Beratung und Unterstützung der Lehrer) sowie Maßnahmen der Prävention und Gesundheitsförderung. Die Schulgesundheitspflege überschneidet sich zum Teil auch mit sozialarbeiterischen Aufgabengebieten.

Große Vorteile dieses Gesundheitsdienstes sind das uneingeschränkte Angebot an alle Schüler einer Schule, wodurch die Früherkennung vieler Erkrankungen und eventueller Problembereiche möglich wird, sowie der interdisziplinäre Zugang. Damit kann sich für das gesamte Gesundheitssystem ein langfristiger Vorteil ergeben, wenn die Schüler frühzeitig auf einen offenen, selbstbestimmten und selbstbewussten Umgang mit Gesundheit und Lebensqualität vorbereitet werden.

Diese Aufgaben und Berufsbilder im Bereich Public Health sind durchaus wesentliche Zukunftsfelder für Angehörige von Gesundheitsberufen. Sie weisen darauf hin, welchen gesellschaftlich relevanten Beitrag die Professionen hier leisten können. Damit dies geschehen kann, ist nicht nur das berufliche Selbstverständnis einer Prüfung zu unterziehen, sondern ist auch sowohl die Praxis als auch die Theorie und Lehre in diesem Sinne zu entwickeln.

Literatur

Abel, Thomas/Bruhin, Eva (2003): Health Literacy. Wissensbasierte Gesundheitskompetenz. In B. f. g. Aufklärung (Hg.), Leitbegriffe der Gesundheitsförderung. Schwabenstein: Peter Sabo, S. 128–131.

Antonovsky, Aaron (1979): Health, stress, and coping. San Francisco: Jossey-Bass.

Antonovsky, Aaron (1987): Unraveling the Mystery of Health. How People Manage Stress and Stay Well. London: Jossey Bass.

Antonovsky, Aaron (1993): Gesundheitsforschung versus Krankheitsforschung. In: Franke, Alexa/Broda, Michael (Hg.) (1993): Psychosomatische Gesundheit. Versuch einer Abkehr vom Pathogenese-Konzept. Tübingen: dgvt-Verlag.

Antonovsky, Aaron (1995): The Moral and the Healthy: Identical, Overlapping or Orthogonal? In: Israelian Journal of Psychiatry and Related Sciences 32 (1), S. 5–13.

Bandura, Albert/Adams, Nancy E./Beyer, Janice (1977): Cognitive Processes Mediating Behavioral Change. In: Journal of Personality and Social Psychology 35, S. 125–139.

Becker, M. H. (Hg.) (1974): The health belief model and personal health behavior. Thorofare: Slack.

Becker, Peter (1995): Seelische Gesundheit und Verhaltenskontrolle. Göttingen: Hogrefe Verlag.

Bengel, Jürgen/Belz-Merk, Martina (1997): Subjektive Gesundheitsvorstellungen. In: Schwarzer, Ralf (Hg.)(1977): Gesundheitspsychologie. Ein Lehrbuch. 2., überarbeitete und erweiterte Auflage. Göttingen, Bern: Hogrefe Verlag, S. 23–41.

Benner, Dietrich (2005): Allgemeine Pädagogik. Eine systematisch-problemgeschichtliche Einführung in die Grundstruktur pädagogischen Denkens und Handelns. 5., korrigierte Auflage. Juventa; Weinheim und Basel.

Brieskorn-Zinke, Marianne (2000): Die pflegerische Relevanz der Grundgedanken des Salutogenese-Konzepts. In: Pflege 13, S. 373–380.

Brieskorn-Zinke, Marianne (2006): Gesundheitsförderung in der Pflege. Stuttgart: Kohlhammer.

Brieskorn-Zinke, Marianne (2007): Public Health Nursing. Der Beitrag zur Pflege der Bevölkerungsgesundheit. Stuttgart: Kohlhammer.

Bundesministerium für Gesundheit (2013): Bericht der Arbeitsgruppe Rahmen-Gesundheitsziele.

Bundeszentrale für gesundheitliche Aufklärung (BZgA) (2001): Was erhält Menschen gesund? Antonovskys Modell der Salutogenese – Diskussionsstand und Stellenwert. Eine Expertise von Jürgen Bengel, Regine Strittmatter und Hildegard Willmann im Auftrag der BZgA. Erweiterte Neuauflage. Köln: BZgA. Reihe Forschung und Praxis der Gesundheitsförderung 6.

DiClemente, Ralph J./Temoshok, Lydia (1985): Psychological adjustment to having cutaneous malignant melanoma as a predictor of follow-up clinical status. In: Psychosomatic Medicine 47, S. 3–25.

Engelmann, Fabian/Halkow, Anna (2008): Der Setting-Ansatz in der Gesundheitsförderung. Genealogie, Konzeption, Praxis, Evidenzbasierung. Veröffentlichungsreihe der Forschungsgruppe Public Health. Wissenschaftszentrum Berlin für Sozialforschung (WZB).

Ewles, Linda/Simnett, Ina (1999): Promoting Health – a Practical Guide. 4th Edition. Edinburgh: Bailliere Tindall.

Flick, Uwe (Hg.) (1998): Wann fühlen wir uns gesund? Subjektive Vorstellungen von Gesundheit und Krankheit. Weinheim München: Juventa Verlag.

Franke, Alexa (2006): Modelle von Gesundheit und Krankheit. Bern: Verlag Hans Huber.

Franke, Alexa (2005): Das Modell der Salutogenese und seine Konsequenzen für die Gestaltung einer gesundheitsförderlichen Lebens- und Arbeitswelt. Eröffnungsvortrag der Herbstakademie zur Gesundheitsförderung 2005. Magdeburg.

Fröhlich-Gildhoff, Klaus/Rönnau-Böse, Mike (2009): Resilienz. München, Basel: Ernst Reinhardt.

Gerber, Uwe/Stunzner, Wilfried von (1999): Entstehung, Entwicklung und Aufgaben der Gesundheitswissenschaften. In: Hurrelmann, Klaus (Hg.) (1999): Gesundheitswissenschaften. Berlin: Springer, S. 9–64.

Görres, Stefan (1996): Pflegewissenschaft: Herausforderung für die Forschung – Innovation für die Praxis. In: Görres, Stefan (Hg.) (1996): Pflegewissenschaft in der Bundesrepublik Deutschland. Bremen: Altera, S. 62–76.

Herzlich, Claudine (1973): Health and Illness. A Social Psychological Analysis. London: Academic Press.

Hinghofer-Szalkay, Irma (1995): Das Gesundheitsverständnis im Spiegel der Zeit. In: Pflege 8. Bern: Verlag Hans Huber.

Hudemann-Simon, Calixte (2000): Die Eroberung der Gesundheit. Frankfurt am Main: Fischer Taschenbuch.

Hurrelmann, Klaus (21991): Sozialisation und Gesundheit. Somatische, psychische und soziale Risikofaktoren im Lebenslauf. Weinheim: Juventa.

Hurrelmann, Klaus (42000): Gesundheitssoziologie. 4., völlig überarbeitete Auflage. Weinheim: Juventa.

Hurrelmann, Klaus/Klotz, Theodor/Haisch, Jochen (Hg.) (2004): Lehrbuch Prävention und Gesundheitsförderung. Bern, Göttingen, Toronto, Seattle: Verlag Hans Huber.

Hurrelmann, Klaus/Laaser, Ulrich (1998): Handbuch Gesundheitswissenschaften. Weinheim: Juventa.

Jurkowitsch, Romana Eva/Schröder, Gerhard (Hg.) (2016): Edukation und Kommunikation im Gesundheitswesen. Aufgaben – Möglichkeiten – Umsetzung. Wien: Facultas.

Kaluza, Gerd (2011): Salute. Was die Seele stark macht. Programm zur Förderung psychosozialer Gesundheitsressourcen. Stuttgart: Cotta

Kickbusch, Ilona (2006): Die Gesundheitsgesellschaft. Megatrends der Gesundheit und deren Konsequenzen für Politik und Gesellschaft. Gamburg: Verlag für Gesundheitsförderung.

Lehmann, Manfred (42003): Verhaltens- und Verhältnisprävention. In: Bundeszentrale für gesundheitliche Aufklärung (BZgA) (42003): Leitbegriffe der Gesundheitsförderung, S. 238–240.

Lorenz, Rüdiger (22005): Salutogenese. Grundwissen für Psychologen, Mediziner, Gesundheits- und Pflegewissenschaftler. 2. Auflage. München, Basel: Ernst Reinhardt Verlag.

Macleod Clark, Jill (1993): From sick nursing to health nursing: evolution or revolution? In: Wilson-Barnett, Jenifer/Macleod Clark, Jill (Hg.) (1993): Research in Health Promotion and Nursing. London: Macmillan.

Macleod Clark, Jill/Maben, Jill (1998): Health promotion: perceptions of Project 2000 educated nurses. In: Health Education Research: Theory and Practice 13 (2), S. 185–196.

Mayer, Hanna (2002): Einführung in die Pflegeforschung. Wien: Facultas UTB.

Netzwerk Gesundheitsfördernder Krankenhäuser/Ludwig-Boltzmann-Institut (o. J.): Konzept und Praxis des Gesundheitsfördernden Krankenhauses. Unveröffentl. Broschüre.

Nutbeam, Don (2000): Health literacy as a public health goal: a challenge for contemporary health education and communication strategies into the 21st century. In: Health Promotion International 15 (3), S. 259–267.

Nutbeam, Don/Harris, Elizabeth (2001): Theorien und Modelle der Gesundheitsförderung. Eine Einführung für Praktiker zur Veränderung des Gesundheitsverhaltens von Individuen und Gemeinschaften. Hamburg: Verlag für Gesundheitsförderung.

Renneberg, Babette/Hammelstein, Phillip (2006): Gesundheitspsychologie. Heidelberg: Springer Medizin Verlag.

Reschke, Konrad (1990): Gestaltung gesundheitsrelevanter Informationen. In: Schwarzer, Ralf (Hg.) (1990): Gesundheitspsychologie. Ein Lehrbuch. Göttingen: Hogrefe Verlag, S. 461–474.

Sambale, Manuela (2005): Empowerment statt Krankenversorgung. Stärkung der Prävention und des Case Management im Strukturwandel des Gesundheitswesens. Hannover: Schlütersche Verlagsgesellschaft. Reihe Pflegebibliothek – Freiburger Schriften zu Pflegewissenschaft, Pflegemanagement und -pädagogik.

Schüffel, Wolfram/Brucks, Ursula/Johnen, Rolf/Köllner, Volker/Lambrecht, Friedhelm/Schnyder, Ulrich (Hg.)(1998): Handbuch der Salutogenese. Konzept und Praxis. Wiesbaden: Ullstein Medical.

Schwartz, Friedrich W./Siegrist, Johannes/von Troschke, Jürgen (1998): Wer ist gesund? Wer ist krank? Wie gesund bzw. krank sind Bevölkerungen? In: Schwartz, Friedrich W./Badura, Bernhard/Leidl, Reiner/Raspe, Heiner/Siegrist, Johannes (Hg.): Das Public Health Buch, Gesundheit und Gesundheitswesen. München, Wien, Baltimore: Urban & Schwarzenberg, S. 8–31.

Schwarzer, Ralf ([3]2004): Psychologie des Gesundheitsverhaltens. Einführung in die Gesundheitspsychologie. 3., überarbeitete Auflage. Göttingen et al.: Hogrefe Verlag.

Schwenkmezger, Peter/Schmidt, Lothar R. (1994): Lehrbuch der Gesundheitspsychologie. Stuttgart: Enke.

Selye, Hans (1981): Grundkonzepte, Geschichte und Grundzüge des Stresskonzepts. In: Nitsch, Jürgen R. (Hg.) (1981): Stress. Theorien, Untersuchungen und Maßnahmen. Bern: Verlag Hans Huber.

Steinbach, Herlinde ([5]2018): Gesundheitsförderung und Prävention für Gesundheits- und Pflegeberufe. Wien: facultas.

Stünzner, Wilfried von/Gerber, Uwe (1999): Entstehung, Entwicklung und Aufgaben der Gesundheitswissenschaften. In: Hurrelmann, Klaus (Hg.): Gesundheitswissenschaften. Berlin: Springer.

Stutz Steiger, Therese/Spycher, Stefan (2006): Gesundheitskompetenz – Grundlage für einen neuen Blick auf die Gesundheit. In: Die Volkswirtschaft Das Magazin für Wirtschaftspolitik 12, S. 14–16.

WHO (1986a): Ottawa Charta for Health Promotion, 1986. Online: http//www.euro.who.int/About WHO/Policy/20010827_2.

WHO (1986b): World Health Organisation: The Ottawa Charter for Health Promotion. First International Conference on Health Promotion, Ottawa, 21 November 1986. Online: http//www.who.int/healthpromotion/conferences/previous/ottawa/en/print.html.